SAÚDE pilates
em 5 minutos

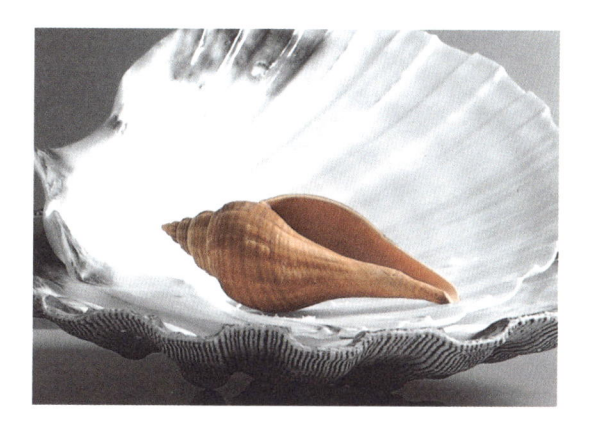

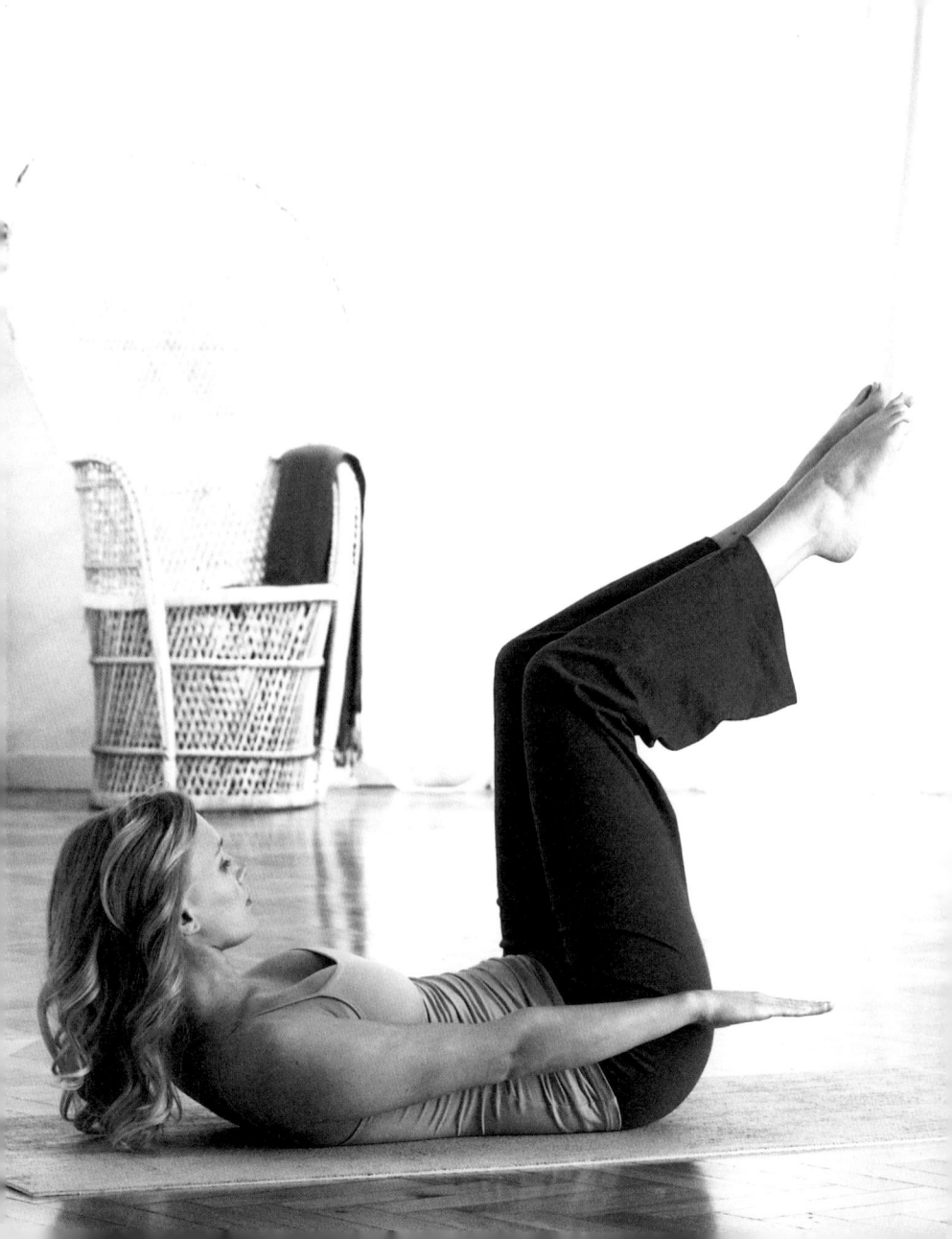

PubliFolha

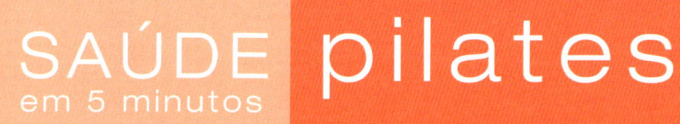

SAÚDE
em 5 minutos

pilates

Karen Smith

Séries de 5 minutos
para praticar em qualquer
lugar a qualquer hora

SAÚDE pilates
em 5 minutos
Karen Smith

Título do original: *Quick and Easy Pilates*
Copyright © 2008 Duncan Baird Publishers
Copyright do texto © 2008 Karen Smith
Copyright das fotografias © 2008 Duncan Baird Publishers
Copyright © 2009 Publifolha – Divisão de Publicações da Empresa Folha da Manhã S.A.

Esta obra foi publicada originalmente no Reino Unido e na Irlanda, em 2008, pela Duncan Baird Publishers Ltd, Castle House, Wells Street, 75-76, 6º andar, Londres W1T 3QH.

Todos os direitos reservados. Nenhuma parte desta obra pode ser reproduzida, arquivada ou transmitida de nenhuma forma ou por nenhum meio, sem a permissão expressa e por escrito da Publifolha – Divisão de Publicações da Empresa Folha da Manhã S.A.

Proibida a comercialização fora do território brasileiro.

COORDENAÇÃO DO PROJETO: PUBLIFOLHA
Coordenação editorial: Camila Saraiva
Coordenação de produção gráfica: Soraia Pauli Scarpa
Assistência de produção gráfica: Mariana Metidieri

PRODUÇÃO EDITORIAL: ESTÚDIO SABIÁ
Edição: Capitu Escobar de Assis
Tradução: Áurea Akemi Arata
Preparação de texto: Célia Regina Rodrigues de Lima
Revisão: Ceci Meira e Hebe Ester Lucas
Editoração eletrônica: Pólen Editorial

EDIÇÃO ORIGINAL: DUNCAN BAIRD PUBLISHERS
Gerente editorial: Grace Cheetham
Editora: Zoë Fargher
Gerente de arte: Manisha Patel
Projeto gráfico: Jantje Doughty
Fotografias especiais: Jules Selmes

Nota dos editores: As informações deste livro não devem substituir tratamentos ou conselhos médicos profissionais. Se estiver grávida ou tiver qualquer problema de saúde, recomendamos a consulta a um médico antes de seguir as práticas aqui sugeridas. Os editores, assim como os profissionais que trabalharam na edição da obra, não podem ser responsabilizados por danos ou prejuízos sofridos devido às informações, exercícios ou técnicas terapêuticas contidas neste livro.

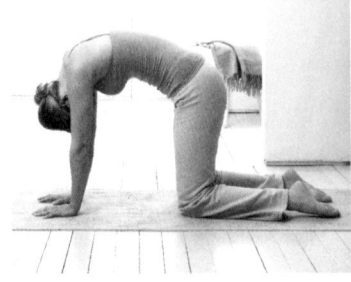

Dedico este livro a todos os meus alunos. Foram eles que me ensinaram.

Dados Internacionais de Catalogação na Publicação (CIP)
(Câmara Brasileira do Livro, SP, Brasil)

Smith, Karen
  Pilates / Karen Smith ; [tradução Áurea Akemi Arata]. – São Paulo : Publifolha, 2009. – (Série Saúde em 5 Minutos)

  Título original: Quick & Easy : Pilates.
  ISBN 978-85-7914-019-8

  1. Exercícios físicos 2. Pilates - Método 3. Saúde - Promoção I. Título. II. Série.

09-00541   CDD-613.71

Índices para catálogo sistemático:
1. Pilates : Exercícios físicos : Promoção da saúde 613.71

A grafia deste livro segue as regras do **Novo Acordo Ortográfico da Língua Portuguesa**.

PUBLIFOLHA
Divisão de Publicações do Grupo Folha
Al. Barão de Limeira, 401, 6º andar
CEP 01202-900, São Paulo, SP
Tel.: (11) 3224.2186/ 2187/ 2197
www.publifolha.com.br

Este livro foi impresso em fevereiro de 2009 pela gráfica Corprint sobre papel offset 120g/m².

sumário

6 introdução

a qualquer momento

22 ativador matinal
24 alongamento do almoço
26 energização da tarde
28 relaxamento da noite
30 desacelerar para dormir
32 pausa preguiçosa
34 antes de sair à noite
36 antes de uma reunião
38 numa conferência

em qualquer lugar

42 no quarto
44 no sofá
46 na sala de jantar
48 no banheiro
50 ao ar livre
54 na praia
56 no escritório
58 em um avião
60 no carro
62 em um quarto de hotel

eliminar o estresse

66 relaxamento corporal
68 alívio para o pescoço
70 liberação dos ombros
72 desobstrução dos braços
74 alívio para as costas
76 alinhamento do corpo
78 calma total

aumentar a energia

82 energia total
84 fortalecimento do abdome
86 renovação da coluna
88 vigor para o abdome
90 estimulação do organismo
92 fortalecimento das coxas
94 estímulo da parte externa das coxas

tonificantes e fortalecedores

98 tonificante corporal
100 atenção à postura
102 afinamento da cintura
104 melhora do abdome
106 enrijecimento do períneo
108 barriga lisa
110 levantamento das nádegas
112 tonificação do quadril
114 enrijecimento das coxas
116 cuidados com o tendão
118 cuidados com a coluna
120 recuperação das costas
122 restauração da parte superior do braço

124 sequências diárias

126 índice

128 agradecimentos

introdução

O pilates é um sistema de exercícios estruturados cuidadosamente, que coordenam os movimentos dos músculos com a respiração. Tonifica todos os grupos musculares do organismo, melhorando a postura, a definição dos músculos e a força.

O fundador do sistema, Joseph Pilates, nasceu em Düsseldorf, na Alemanha, em 1880. Foi uma criança frágil, de saúde fraca. Pilates usou uma abordagem sistemática para melhorar sua condição física. Experimentou as artes marciais, a ioga e a meditação, além de esportes aeróbicos e condicionamento de força. Ele percebeu que, ao integrar essas técnicas usando a mente e o corpo, conseguia fortalecer os músculos, condicionando todo o corpo e melhorando o bem-estar geral. Seu sistema se revelou tão eficiente que, apesar da dificuldade física dos primeiros anos, Pilates se tornou ótimo esportista, ginasta, esquiador, boxeador e artista de circo.

Tendo se mudado para a Inglaterra em 1912, foi internado no início da Primeira Guerra Mundial. Na enfermaria do acampamento, experimentou amarrar molas em camas hospitalares para que, à medida que se recuperavam, os pacientes pudessem tonificar e alongar os músculos com exercícios de resistência. Suas técnicas foram muito bem-sucedidas. Depois da guerra, Pilates voltou à Alemanha e, em 1926, emigrou para os Estados Unidos. Com a esposa, Clara, montou um estúdio em Nova York, que logo começou a atrair dançarinos, atores, atletas e ginastas. Pilates chamou seu novo e revolucionário método de trabalho corporal de "contrologia". Seu sistema — que após sua morte, em 1967, ficou conhecido como "pilates" — já é praticado há mais de 80 anos. No entanto, só nas últimas duas décadas se popularizou nas academias, que oferecem aulas individuais ou em grupo. Médicos, osteopatas e fisioterapeutas também descobriram a eficácia do sistema pilates e agora o usam para evitar ou curar contusões, como tratamento complementar.

para quem o pilates é indicado?

Qualquer pessoa que queira melhorar a aptidão física geral, a postura e a aparência pode se beneficiar com a prática dos exercícios de pilates. Eles se concentram no corpo como um todo e trabalham com as pessoas como indivíduos. Os praticantes podem adaptar os exercícios a suas necessidades cotidianas ou semanais. Com o pilates, o mais importante não é o que você faz, mas sim como faz.

Seja para o iniciante, a pessoa mais velha ou apenas alguém que pretende ser menos sedentário, o pilates oferece uma forma de exercício segura e eficiente para todas as idades e níveis de aptidão, sendo também muito usado por esportistas, atletas, dançarinos, músicos e outros artistas para quem a boa postura é essencial. Pode ser especialmente benéfico para quem sofre de traumas por esforço repetitivo e para os que pretendem evitar ou aliviar a osteoporose. O pilates também é útil para aqueles que têm dores crônicas nas costas, no pescoço e nos ombros (ver pp. 10-11).

estabilidade central

O objetivo do sistema pilates é criar força e estabilidade no centro do corpo para proteger a parte inferior das costas enquanto os membros se mexem livremente. O centro do corpo é o abdome, entre a pelve e a caixa torácica. Quatro grandes músculos o envolvem, para manter os órgãos internos no lugar. Quanto mais fortes eles forem, mais apoio fornecerão ao corpo.

Imagine-se com uma cinta elástica bem apertada ao redor da parte central do corpo. Esse é o apoio que você deverá sentir no abdome e nas costas quando pratica o pilates. Ao mesmo tempo, ao trabalhar os músculos do períneo (que o ajudam a segurar a urina), a pelve se estabiliza, tornando todo o corpo mais forte e mais firme. Assim que começar a sentir a diferença com o uso desses músculos centrais, você será capaz de utilizar a força para ajudá-lo a ficar em pé, sentar-se e se movimentar adequadamente, melhorando a postura geral.

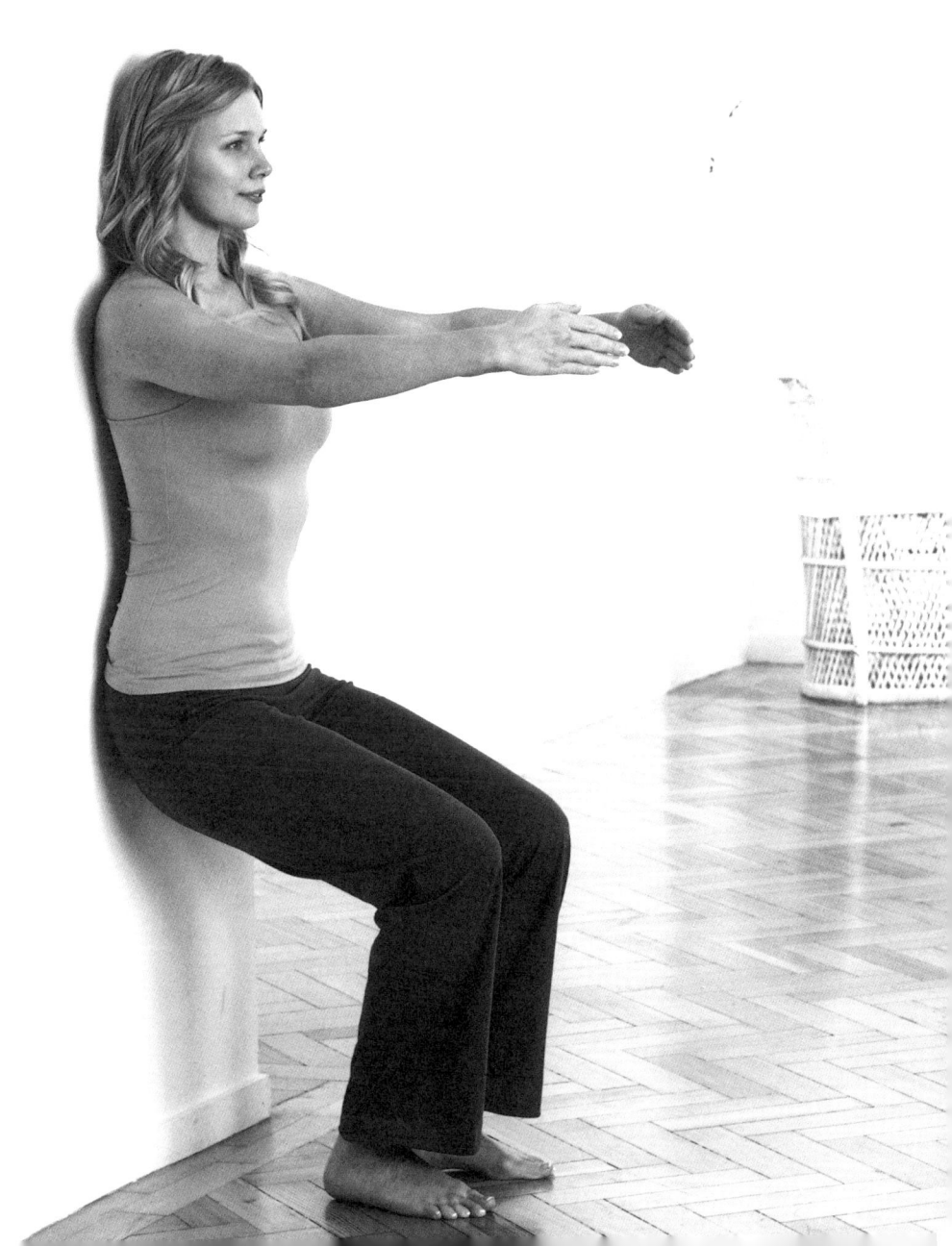

quais são os benefícios do pilates?

Praticado regularmente, o pilates pode restabelecer a flexibilidade das articulações, aumentar a eficiência da circulação e tonificar os músculos flácidos. Você poderá sentir o organismo se fortalecer e os níveis de estresse diminuírem. Perceberá que a postura, a coordenação, o equilíbrio e o alinhamento melhoram, propiciando uma sensação de autoconfiança. Como a postura e o alinhamento corretos também possibilitam que o organismo funcione com mais eficiência, você provavelmente descobrirá que as dores de cabeça relacionadas à postura e as outras dores vão desaparecer. Finalmente, o fortalecimento dos músculos abdominais centrais propiciará obter uma barriga lisa!

o pilates para as dores nas costas, nos ombros e no pescoço

Cerca de 80 por cento dos meus clientes de pilates me procuraram por causa de dores nas costas, no pescoço ou nos ombros. Eu mesma comecei a praticá-lo por ter sofrido uma pancada séria no pescoço num acidente de carro. Talvez você tenha escolhido este livro por sofrer de dores nessas regiões ou por conhecer alguém nessa situação.

A dor nas costas aliada ao resfriado está entre as causas principais das faltas ao trabalho. Embora parte das dores nas costas decorra de traumas no esporte ou num acidente, a forma como usamos o corpo é o motivo principal. Se ficamos sentados todo dia durante horas, a parte superior do corpo pode se cansar e desenvolver inchaço nas articulações e tensão nos músculos. A longo prazo, isso pode prejudicar a condição óssea e muscular de todo o corpo e levar à dor nas costas.

Além do mais, muitos problemas nas costas são provocados por fraqueza nos músculos abdominais, que não conseguem sustentar adequadamente as costas, sobrecarregando a coluna e os músculos dorsais. Para fortalecer os abdominais, melhorando a postura e aliviando a pressão nas costas, é preciso substituir padrões repetitivos e nocivos na postura e nos movimentos por outros mais seguros para o organismo. Isso demanda tempo e esforço, pois envolve o desenvolvimento da autoconsciência do corpo.

O sistema pilates foi criado para melhorar todos os aspectos da consciência corporal, ajudando a obter precisão no controle dos músculos, na coordenação e na fluidez dos movimentos. Dessa forma, ele é maravilhoso para ajudar a superar a dor lombar crônica e qualquer desconforto associado aos músculos, como os do pescoço e dos ombros, e às articulações. Muitas pessoas que começaram a praticar pilates por causa de dor nas costas já usufruem seus benefícios só de trabalhar com o princípio da estabilidade central.

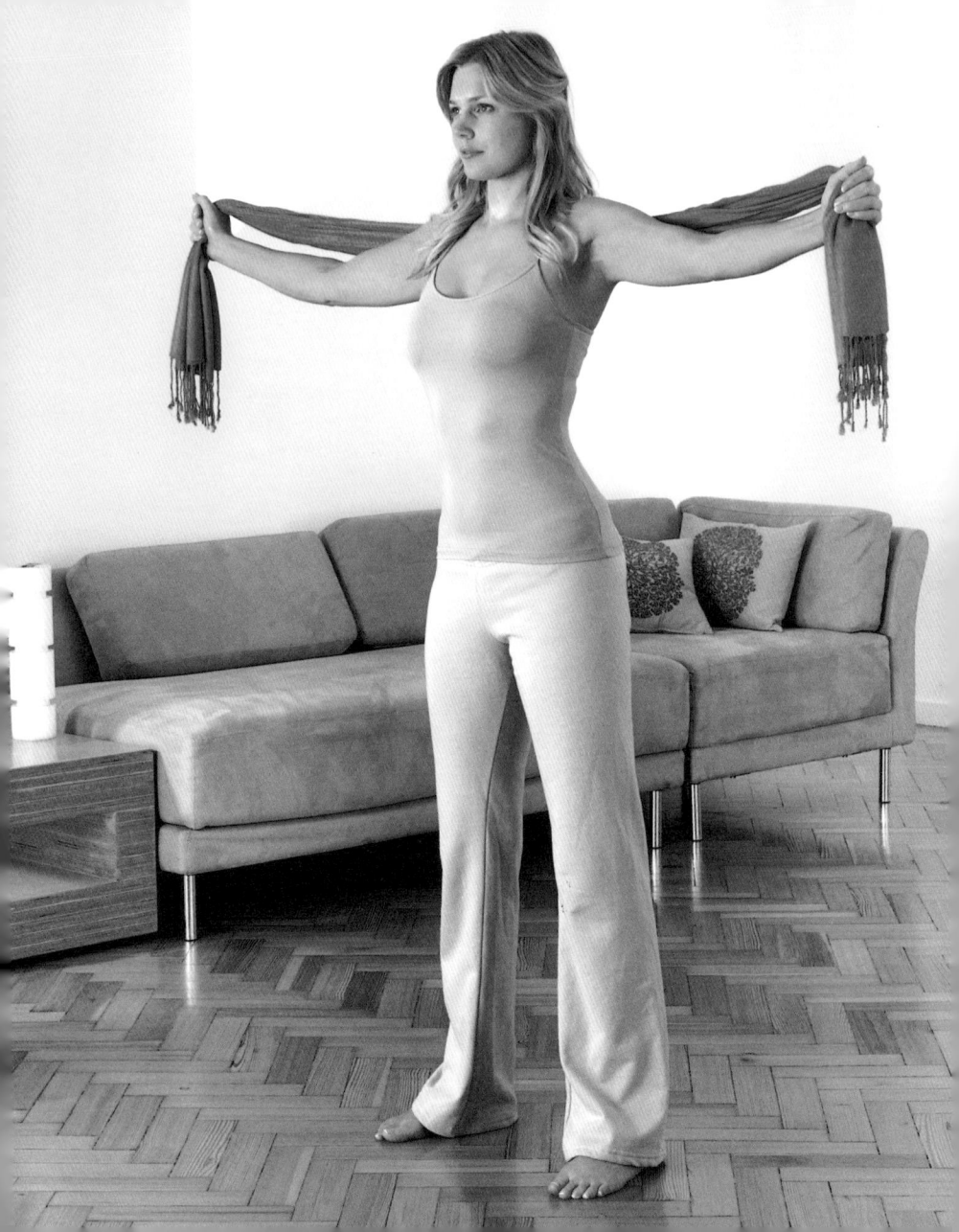

os oito princípios do pilates

Joseph Pilates baseou seu sistema em oito princípios:

- **Relaxamento** Por meio do relaxamento você se tornará consciente de onde a tensão está — isso varia de pessoa para pessoa e depende da sua rotina. Se tiver consciência de onde você armazena a tensão, pratique o pilates para liberar a tensão muscular e melhorar a flexibilidade. O segredo está em saber como as áreas relevantes funcionam, sem criar tensão nos músculos ao redor.

- **Concentração** Os exercícios de pilates têm por objetivo treinar tanto a mente como o organismo. O ideal é que cada movimento se origine da mente. Assim, é possível "sentir" realmente um movimento enquanto o praticamos, em vez de apenas executar o exercício de forma mecânica. Com a mente e o organismo concentrados e trabalhando em sinergia, é possível desenvolver a consciência do que se está fazendo com todas as partes do corpo.

- **Alinhamento** O princípio seguinte é manter o organismo no alinhamento correto. Isso é essencial para os músculos corretos apoiarem uma articulação sem estresse. Seja em pé, seja sentado ou deitado, visualize o corpo como uma série de blocos de construção — a cabeça deve repousar diretamente na caixa torácica, que se apoia sobre a pelve, que fica sobre as pernas, sustentadas pelos pés.

- **Respiração** A respiração lateral ou torácica é um ponto essencial do pilates. Ela usa a parte inferior dos pulmões ao máximo, aumentando a oxigenação. Desse modo, é possível facilitar ou impedir um movimento inspirando ou expirando. Veja as páginas 15-16 para mais detalhes sobre a forma correta de respirar.
- **Centralização** O centro de gravidade do corpo fica na cavidade abdominal, pouco abaixo do umbigo. De acordo com a teoria do pilates, todos os movimentos devem se originar desse centro forte e estável. Com os músculos centrais em ação, o corpo é liberado para se movimentar de forma mais harmônica.
- **Coordenação** Este princípio opera junto com a concentração. A mente deve trabalhar ligeiramente antes do organismo para que se saiba qual será o próximo movimento e como coordenar a respiração com ele. Com a prática, você poderá executar a série completa com movimentos coordenados e equilibrados.
- **Movimentos fluidos** Em geral, os movimentos de pilates são vagarosos e controlados, alongamentos a partir de um centro forte. Mas devagar não quer dizer fácil. É necessário ter precisão e força, e é bem mais difícil de enganar! O objetivo é se movimentar em cada exercício de forma eficaz, mantendo o fluxo e o ritmo do movimento.

- **Energia** Com a prática regular de pilates, você fortalecerá os músculos relativos à postura. Enquanto se fortalece, não terá mais desperdício de energia, a tensão ficará armazenada nos músculos, mas essa energia poderá ser útil no esporte, nas ações diárias e no condicionamento físico em geral.

respiração correta

Joseph Pilates recomendava aos praticantes dos exercícios: "Acima de tudo, aprenda a respirar corretamente". Ele criou uma forma particular de respirar conhecida como lateral ou torácica. Quando a empregamos, durante a inspiração toda a caixa torácica se expande (atrás, na lateral e na frente) sem relaxar o abdome. Expandindo toda a caixa torácica, aumentam-se o volume dos pulmões e a entrada de oxigênio, fortalecendo também os músculos entre as costelas.

Ao praticar pilates, respire sempre pelo nariz e expire pela boca. Como regra geral, inspire na preparação de um movimento e expire enquanto trabalha os músculos e se movimenta. Depois inspire novamente para se recuperar. Movimentando-se durante a expiração, você poderá relaxar em alongamento e estabilizará seu centro vital.

Não se preocupe se achar difícil respirar assim. Leva-se tempo para dominar a respiração correta, mas ela acaba se tornando natural.

- **Inspiração** Coloque as mãos sob o esterno, com os dedos médios se tocando. Ao inspirar, mantenha os ombros e os músculos peitorais relaxados. Respire fundo a partir do meio das costas (os dedos devem se afastar levemente). Essa é a inspiração adequada. Durante a prática de pilates, imagine os pulmões como foles se inflando enquanto inspira. A caixa torácica deve dilatar-se lateralmente. Se estiver de sutiã, imagine que o fecho se expande – mas não force a inspiração.
- **Expiração** Ao expirar, veja se os ombros e os músculos peitorais permanecem relaxados (os dedos médios devem voltar a se tocar). Ao praticar pilates, se estiver deitado, deixe o corpo afundar no chão. Visualize os pulmões como foles que se esvaziam. Sinta as costelas se fechando e o peito relaxar. Libere toda a tensão entre as omoplatas. A expiração deve ser completa e relaxada.

contraindicações

Consulte o médico antes de iniciar os exercícios de pilates, em especial se estiver grávida ou em tratamento médico. Evite praticá-los se tiver acabado de comer ou de consumir bebidas alcoólicas, se estiver indisposto ou tomando analgésicos. Caso esteja se recuperando de um machucado, consulte o fisioterapeuta antes de fazer os exercícios.

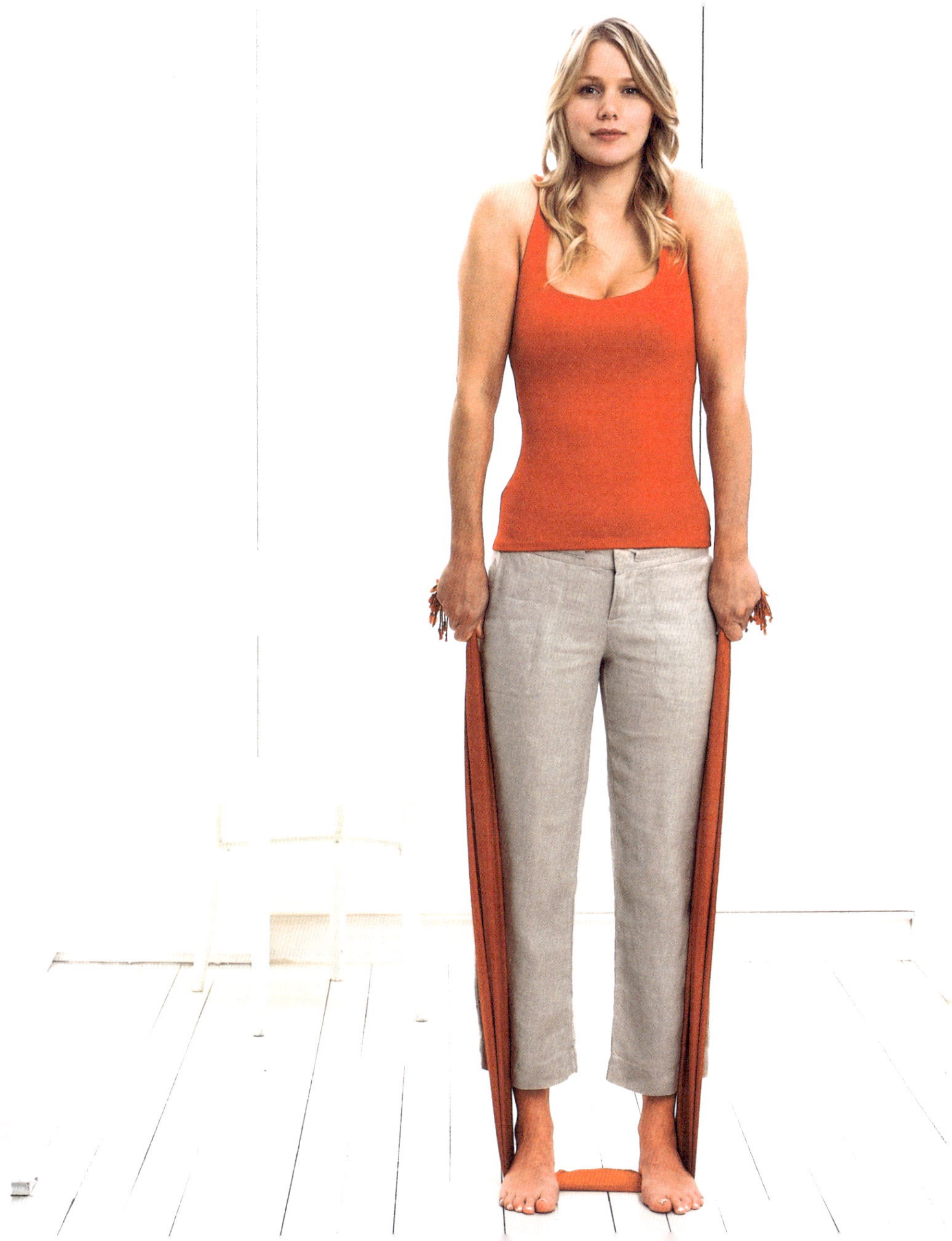

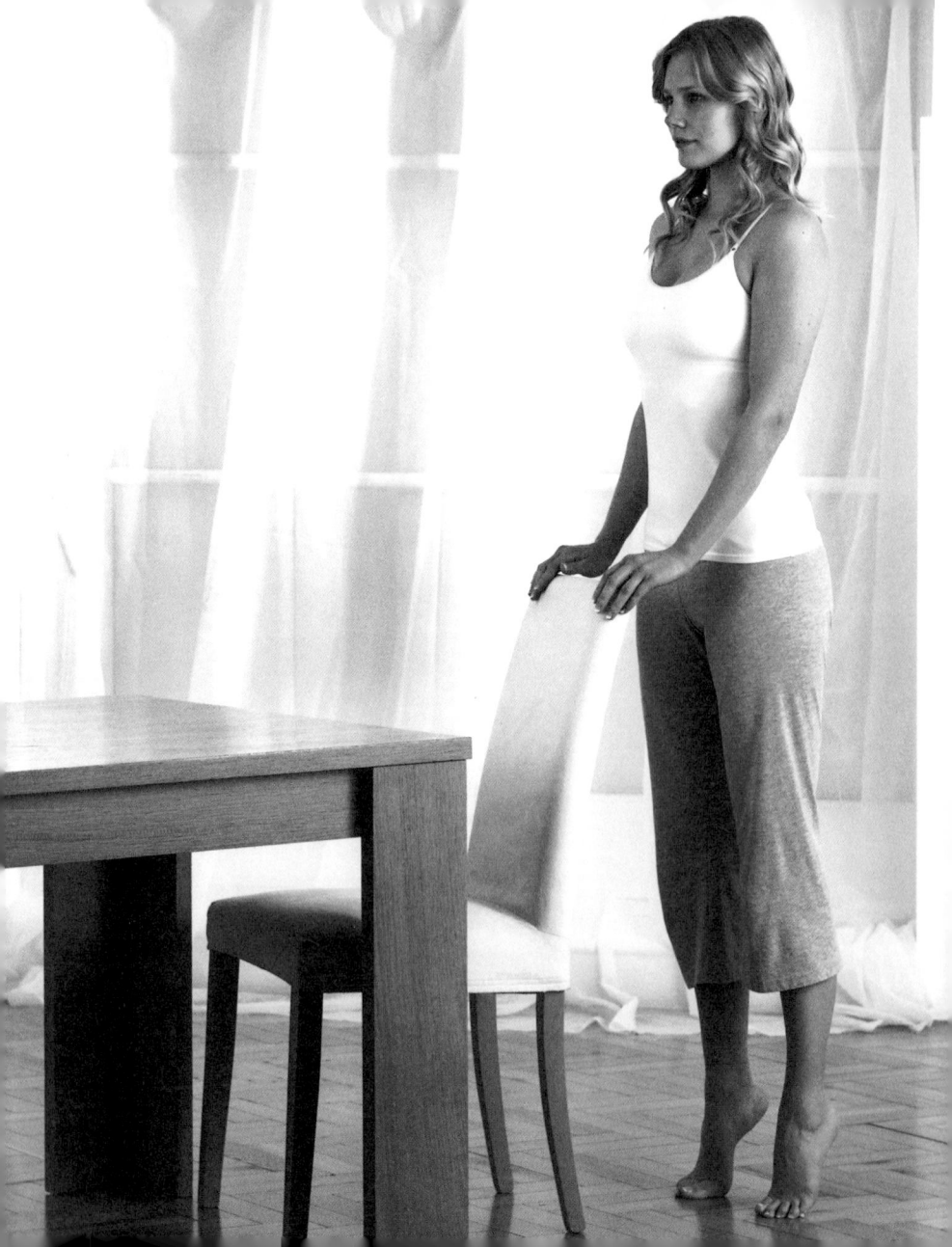

como usar este livro

Antes de começar os exercícios, leia os tópicos sobre a respiração (pp. 15-16) e a estabilidade central (p. 8), pois fornecem uma boa base para o início. No capítulo 1, seleciono vários exercícios que considero especialmente bons para certas horas do dia (mas não deixe de praticá-los fora delas também!). Não é preciso muito espaço para fazê-los: o capítulo 2 sugere lugares alternativos para a prática — como no carro ou enquanto seus filhos brincam no parque. O capítulo 3 contém exercícios para o estresse físico. O capítulo 4 oferece sequências revigorantes, para quando você estiver letárgico. Por fim, o último capítulo ajuda a tonificar e fortalecer áreas do corpo.

À medida que se sentir mais energizado, experimente combinações diferentes de exercícios. Se precisar de orientação, veja as sequências das páginas 124-125.

Eu me curei praticando pilates, e isso me inspirou a ser professora. Adoro estes exercícios porque, com sua versatilidade, permitem moldar um programa para cada necessidade específica. Siga o seu ritmo e logo descobrirá a rapidez e a facilidade com que o pilates pode criar equilíbrio em sua vida e melhorar seu bem-estar.

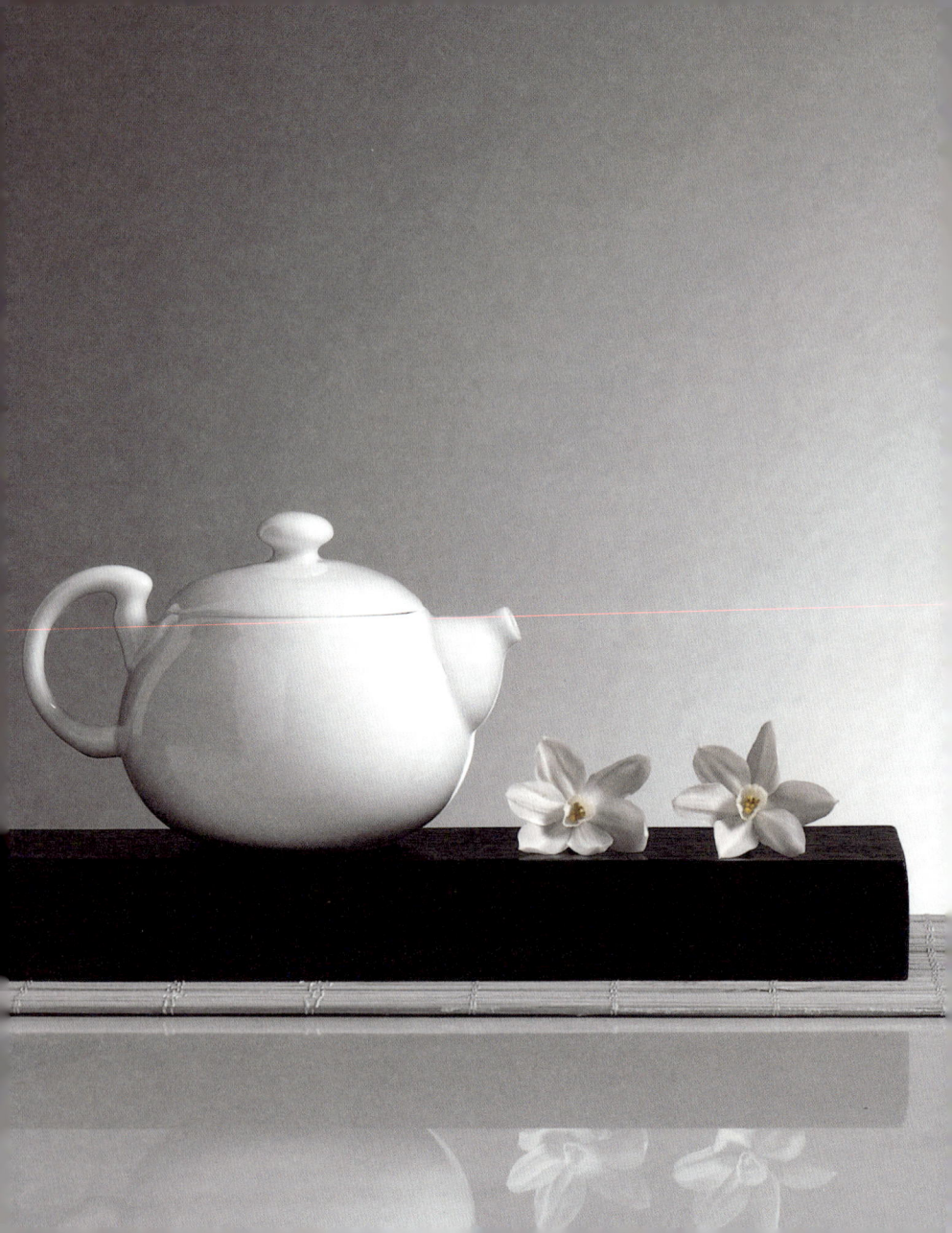

a qualquer momento

Você já acordou se sentindo tenso? Fazer pilates pela manhã pode liberar o corpo para o dia todo. Se seu trabalho é sedentário, um exercício de pilates à hora do almoço pode aliviar a tensão nas costas. À noite, uma sequência calmante ajuda a liberar a tensão acumulada. Em suma, o pilates pode ser praticado a qualquer hora.

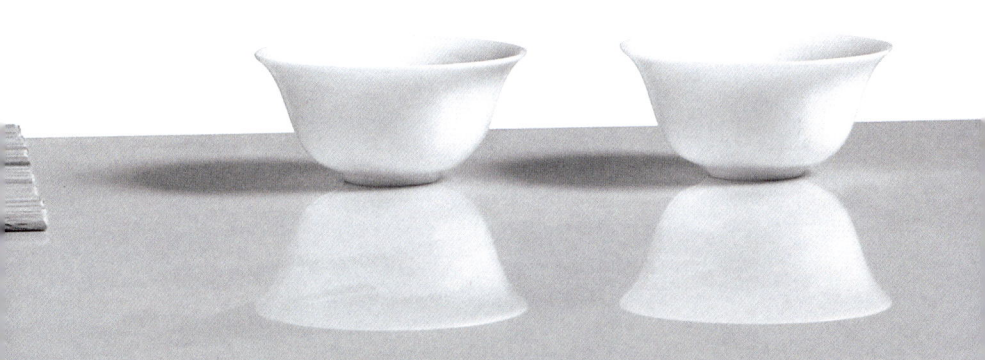

ativador matinal revigorante

solte as costas antes de começar o dia

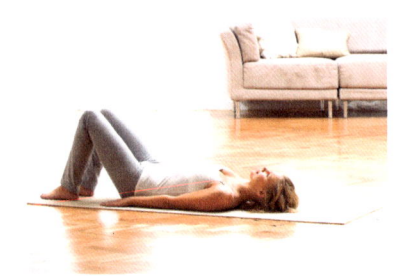

1 Deite-se com os joelhos flexionados, os pés separados na largura do quadril, os braços ao lado do corpo com as palmas para baixo. Fixe os pés no chão visualizando três pontos de conexão com o solo: calcanhares, dedões e dedinhos do pé. Relaxe os ombros.

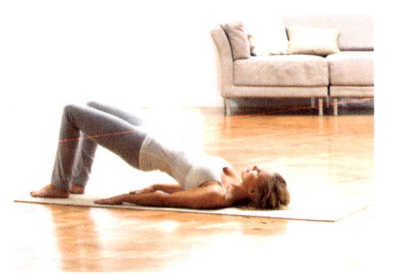

2 Enquanto expira, contraia os músculos abdominais e comece a mexer a pelve, elevando o osso púbico. Com as nádegas firmes, continue a se afastar do chão e a curvar a parte inferior da coluna. Num movimento suave, erga a coluna o mais alto possível, até o meio das costas se elevar também.

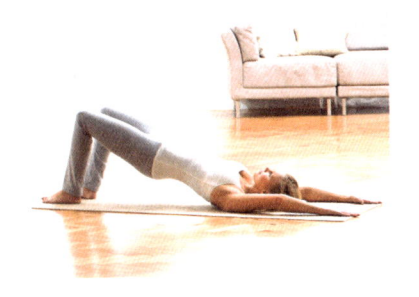

3 Inspire e levante os braços. Abaixe os ombros e erga os braços, levando-os para trás até eles repousarem no chão, ao lado da cabeça. Sinta o alongamento extenso da ponta dos dedos até os joelhos.

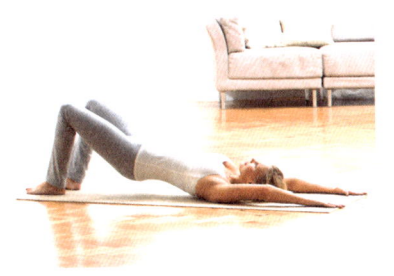

4 Ao expirar, dobre a coluna para baixo aos poucos, vértebra por vértebra, mantendo os abdominais contraídos para ajudar a controlar a coluna. Assim que o cóccix tocar o chão, traga os braços de volta às laterais. Faça o exercício sete vezes.

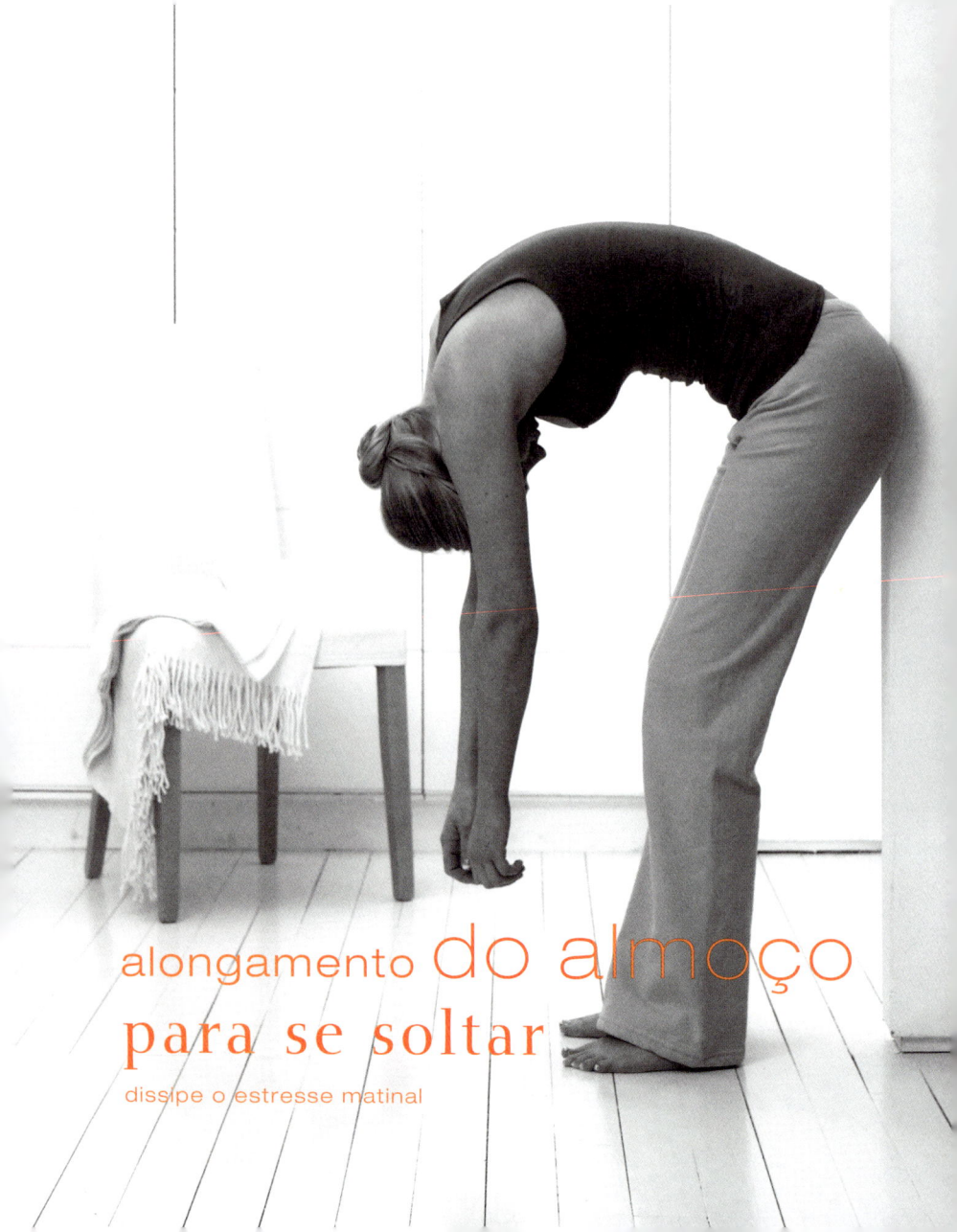

alongamento do almoço
para se soltar

dissipe o estresse matinal

1 Fique em pé com as costas apoiadas na parede, coloque os pés levemente à frente da linha do quadril, a um pé de distância da parede. A parte de trás dos ombros e o quadril se recostam na parede, e a cabeça fica alinhada com o pescoço e a coluna.

2 Inspire sem erguer os ombros. Ao expirar, curve a cabeça para a frente, contraindo os músculos abdominais. Comece a pender a coluna para a frente, mantendo o cóccix junto à parede. Imagine que a coluna é uma roda girando e cada vértebra, um raio da roda.

3 (*à esquerda*) Continue a se soltar até as mãos ficarem a 10-15 cm do chão. Os braços devem pender bem soltos e a cabeça, ficar bem pesada. Aos poucos, balance a cabeça de um lado para o outro e agite um pouco os braços para que não haja tensão no pescoço ou nos ombros.

4 Inspire e, ao expirar, comece a fazer o movimento inverso com a coluna. Use os abdominais para pressionar cada vértebra contra a parede. Deixe o cóccix apontado para o chão. Continue a endireitar a coluna, voltando os ombros à posição inicial. Repita o exercício sete vezes.

ALONGAMENTO DO ALMOÇO

1 Fique em pé com os pés afastados na largura do quadril. O ombro deve estar diretamente acima do quadril. Relaxe os braços para baixo nas laterais e segure uma faixa elástica ou echarpe um pouco mais comprida que a largura dos ombros. Contraia os abdominais e flexione um pouco os joelhos para evitar que as articulações fiquem presas.

2 (*à direita*) Inspire levantando os braços, com cuidado para não erguer os ombros. Eleve os braços até acima da cabeça. Se estiver usando uma faixa elástica, ela deve permanecer frouxa nesse ponto, embora os braços estejam estendidos.

3 Expire e estique a faixa, ou movimente as mãos para que as pontas da echarpe se afastem bem. Flexione um pouco os cotovelos e puxe a faixa ou echarpe para baixo, nas costas, até sentir o alongamento da parte da frente do tórax e dos ombros.

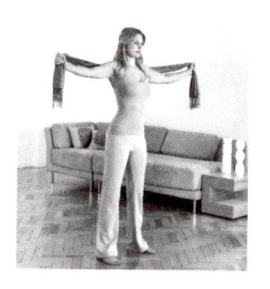

4 Inspire e erga os braços acima da cabeça. Mantenha os abdominais trabalhando para evitar que as costas se arqueiem e não projete a cabeça para a frente. Expire e abaixe os braços na posição inicial, à frente, deixando-os pender relaxados. Faça o exercício sete vezes.

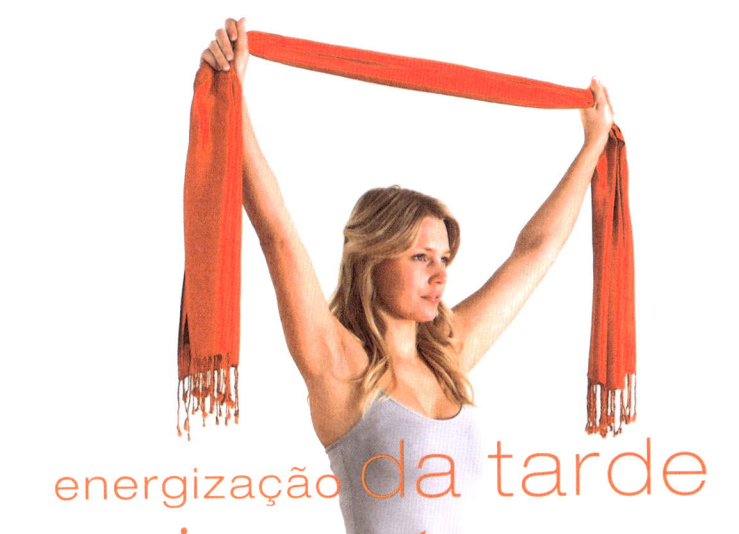

energização da tarde
revigorante
receba uma injeção de energia

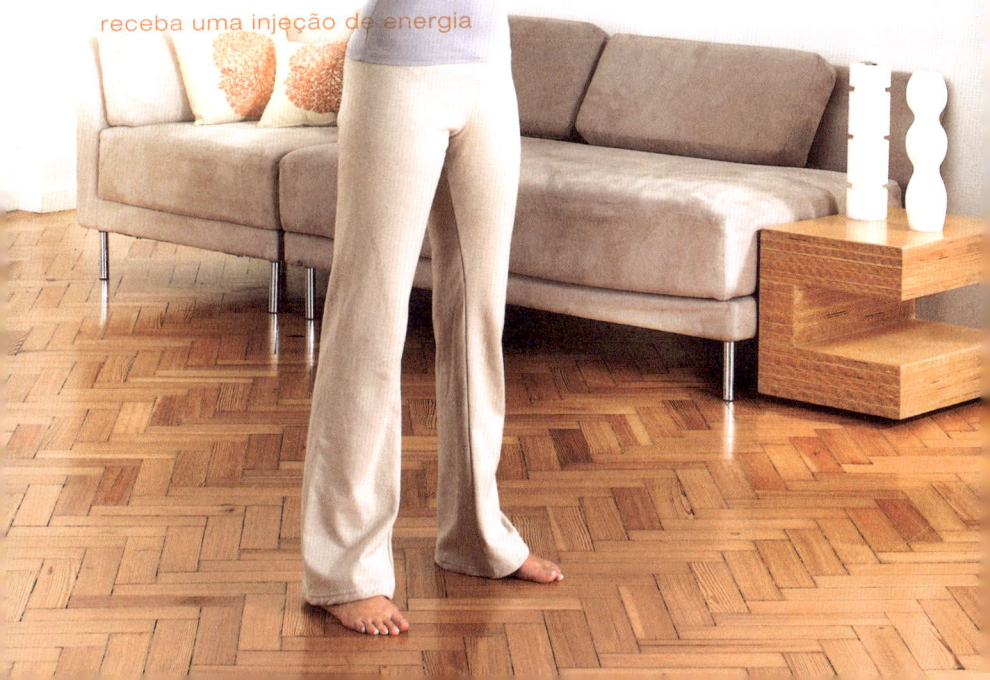

relaxamento da noite para desacelerar

solte as pernas com um alongamento bem merecido

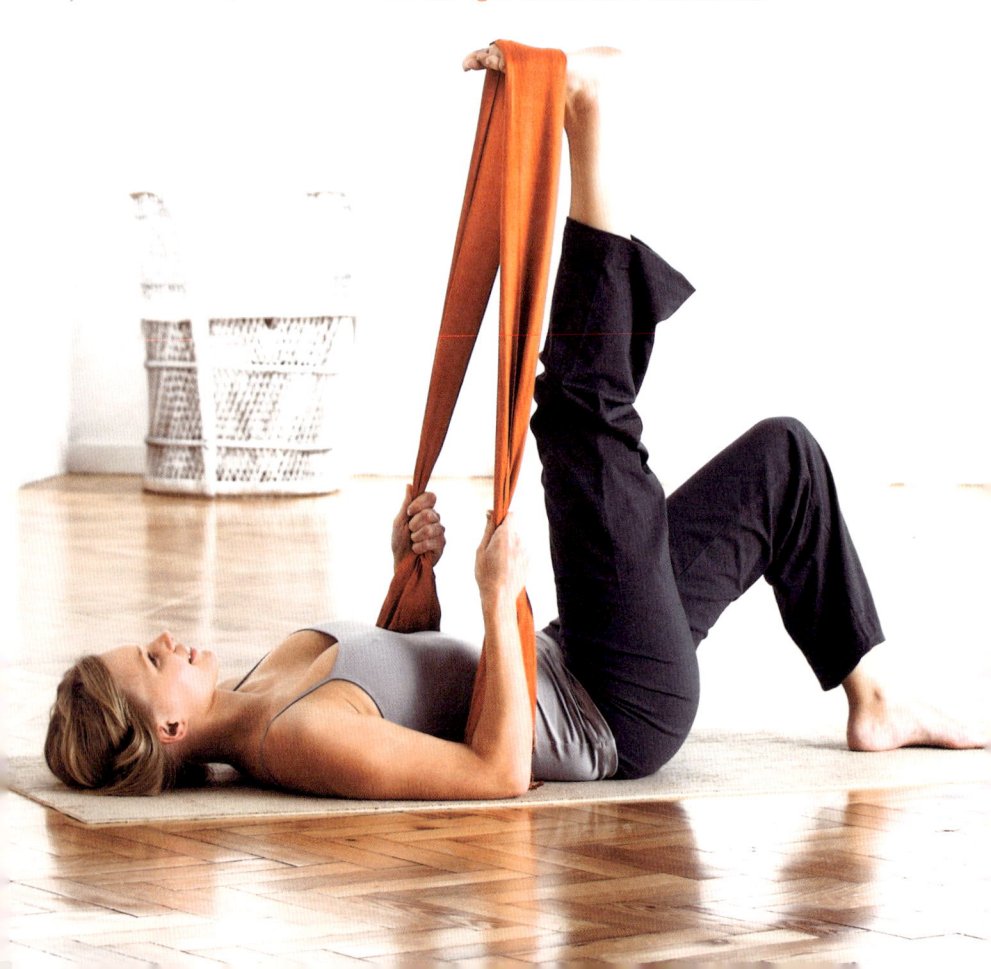

1 Deite-se com os joelhos dobrados e os pés bem fixos no chão, separados na largura do quadril. Flexione o joelho direito em direção ao peito e coloque uma faixa elástica ou echarpe na sola do pé. Repouse a parte superior dos braços no chão. Contraia os abdominais e solte a coluna em direção ao chão.

2 Inspire e, ao expirar, estenda a perna esquerda para a frente num ângulo de 45° do chão, empurrando o pé para a frente. Cuidado para não prender o joelho. Flexione o calcanhar, apontando o pé na direção da cabeça.

3 (*à esquerda*) Ainda expirando, continue a elevar a perna puxando a faixa ou echarpe em direção ao peito até sentir um leve alongamento na parte posterior da coxa e atrás do joelho. Mantenha o cóccix apoiado no chão para a pelve não se erguer.

4 Inspire flexionando o joelho a meio caminho do peito. Sinta os músculos do tendão da perna se soltar e relaxar. Estenda a perna para a frente e puxe-a para cima, repetindo o alongamento. Mantenha as omoplatas relaxadas em todo o exercício. Pratique-o oito vezes com a perna esquerda e oito com a direita.

1 Deite-se sobre o lado esquerdo com a cabeça numa almofada. Deixe a coluna e a cabeça em linha reta. Flexione os joelhos em ângulo de 45° com o quadril e alinhe o quadril direito com o esquerdo. Estique os braços na altura dos ombros e junte as palmas.

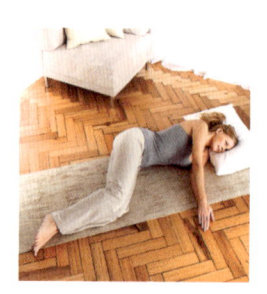

2 Inspire e erga o braço direito na direção do teto, virando a cabeça e olhando para o braço. Flexione um pouco o cotovelo direito para evitar que a articulação fique presa. Traga o ombro direito logo abaixo da orelha. Contraia a barriga para ajudar o quadril a se estabilizar.

3 (*à direita*) Expire e gire a parte superior da coluna, abrindo o braço esquerdo. Continue a virar a cabeça, seguindo a mão com os olhos. Cuidado para não forçar o pescoço. Inspire e comece a levar o braço direito de volta sobre o corpo.

4 Expire e desça a mão direita, lentamente, sobre a esquerda. Deixe o lado esquerdo da cabeça bem relaxado na almofada. Faça o exercício mais três vezes com o braço direito e quatro no total com o esquerdo.

desacelerar para dormir
relaxante

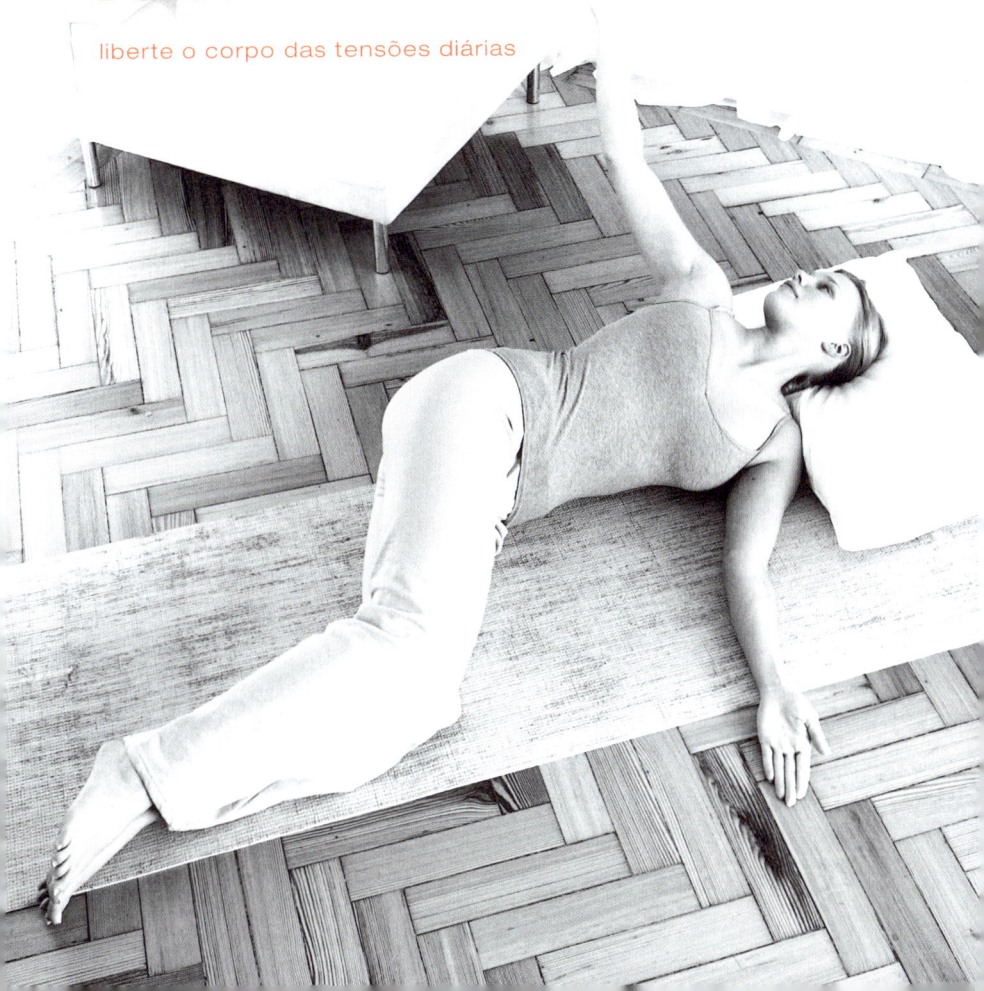

liberte o corpo das tensões diárias

pausa preguiçosa
fortalecedor

enriqueça o tempo livre com movimentos fluidos

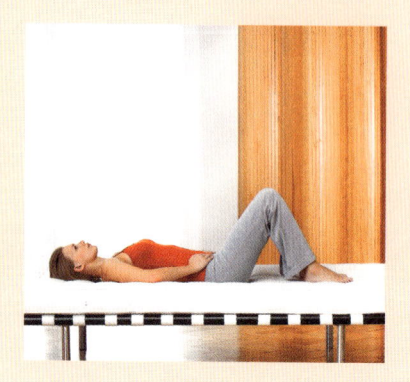

1 Deite-se de costas com os joelhos flexionados, os pés abertos na largura do quadril, com as mãos sobre o quadril para estabilizá-los. Relaxe as costas, deixando uma pequena curva natural e um espaço sob a parte inferior da coluna.

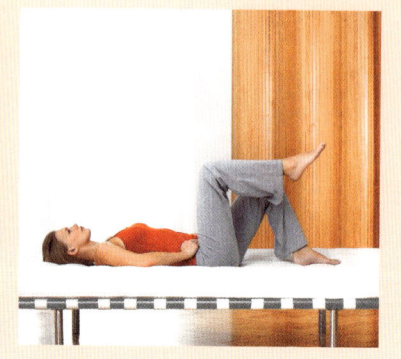

2 Inspire e flexione o joelho direito em direção ao peito para que ele fique diretamente sobre o quadril. Aos poucos, aponte o pé para cima e contraia os abdominais para ajudar a estabilizar o quadril.

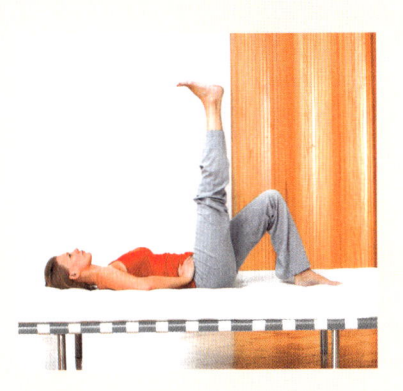

3 Expire enquanto estica e endireita a perna para cima, mantendo o cóccix e a parte inferior do quadril para baixo. Inspire e flexione o tornozelo para que o calcanhar se mova para cima e o pé aponte para trás. Sinta o alongamento atrás da panturrilha.

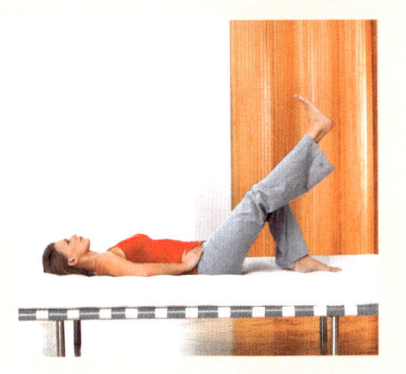

4 Expire e, mantendo a perna esticada, abaixe-a aos poucos. Leve a perna até uns 15 cm do chão, usando o alongamento dos abdominais para evitar que a parte inferior das costas se arqueie. Na posição, flexione o joelho em direção ao peito, repetindo os passos 2 a 4. Pratique este exercício oito vezes de cada lado.

PAUSA PREGUIÇOSA

antes de sair à noite
energizante

sinta-se forte e revitalizado

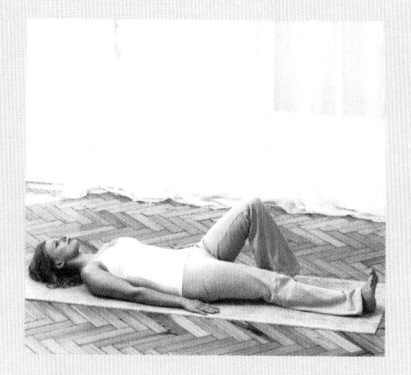

1 Deite-se de costas com o joelho esquerdo flexionado e a perna direita estendida no chão. Relaxe os braços nas laterais com as palmas voltadas para baixo. Flexione o tornozelo direito de modo que o pé aponte para cima. Contraia os músculos abdominais.

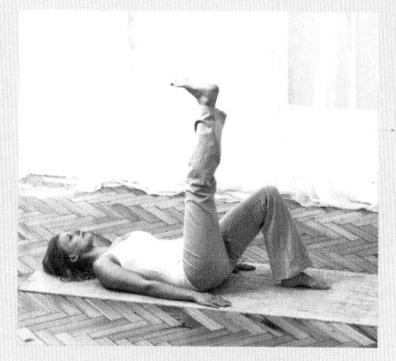

2 Inspire e eleve a perna direita, mantendo o quadril fixo e as nádegas rente ao chão. Deixe os ombros relaxados e a parte de trás do quadril bem fixa no chão. Eleve a perna o mais alto que puder com o joelho estendido.

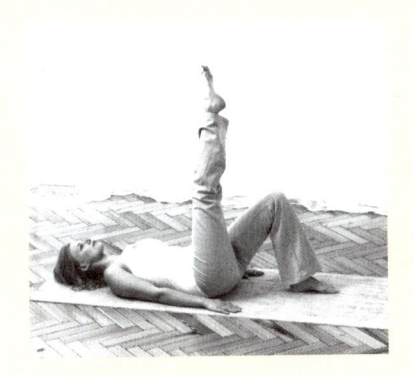

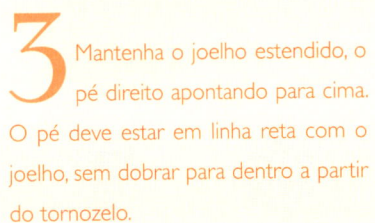

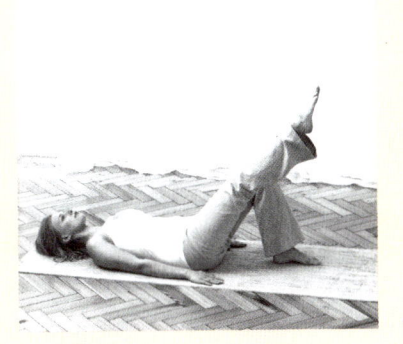

3 Mantenha o joelho estendido, o pé direito apontando para cima. O pé deve estar em linha reta com o joelho, sem dobrar para dentro a partir do tornozelo.

4 Expire e comece a abaixar a perna com o apoio dos abdominais. Não arqueie as costas, e continue a abaixar a perna até uns 15 cm do chão. Flexione o tornozelo direito de novo, deixando-o pronto para repetir os passos 2-4. Pratique o exercício oito vezes de cada lado.

ANTES DE SAIR À NOITE

1 Fique em pé com as pernas bem afastadas. Coloque uma faixa elástica ou echarpe comprida sob os pés e segure as pontas. Veja se a cabeça está alinhada com a coluna. Deixe os ombros pender para trás. Relaxe o pescoço e contraia os músculos abdominais.

2 (*à direita*) Inspire. Enquanto expira lentamente, vire a cabeça para a direita, para que o rosto fique de lado. Os ombros e o quadril permanecem no lugar. Inspire e leve a cabeça ao centro novamente. Expire e vire a cabeça para a esquerda. Inspire de novo e retorne a cabeça para o centro. Expire.

3 Ao inspirar novamente, eleve os ombros em direção às orelhas. Expire e force as omoplatas para baixo em direção à caixa torácica. Sinta como se o pescoço tivesse crescido e você liberasse toda a tensão do pescoço e do ombro.

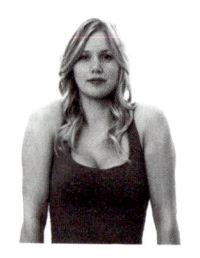

4 Repita três vezes os passos 2 e 3, virando a cabeça para lados alternados. Depois, na quarta vez, substitua a erguida de ombros do passo 3 por movimentos circulares dos ombros. Ao inspirar, mova-os em círculo para fora e para a frente, e expire deslizando as omoplatas para baixo, nas costas. Pratique três vezes para a frente e três para trás.

A QUALQUER MOMENTO

antes de uma reunião
para se concentrar

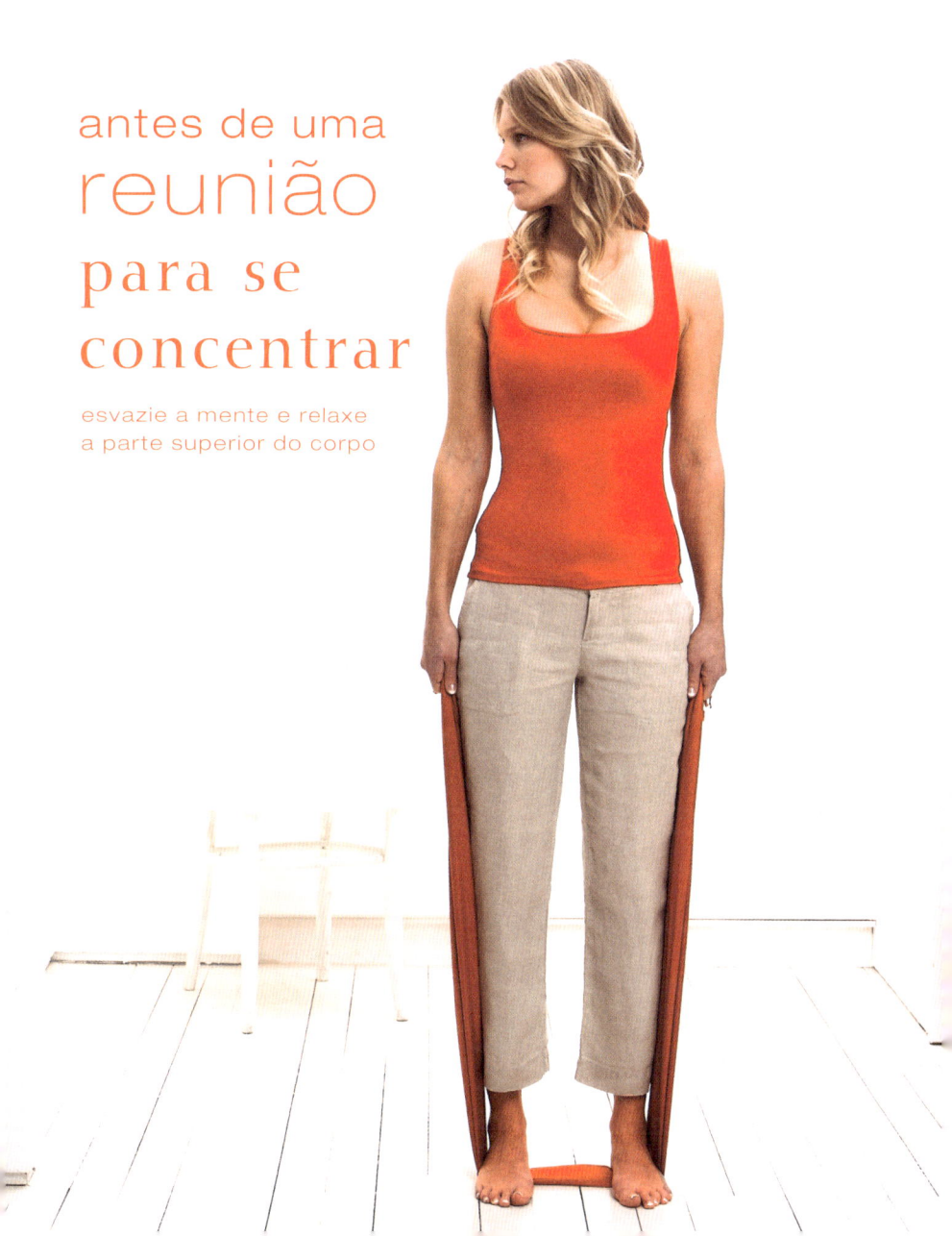

esvazie a mente e relaxe
a parte superior do corpo

numa
conferência
para equilibrar

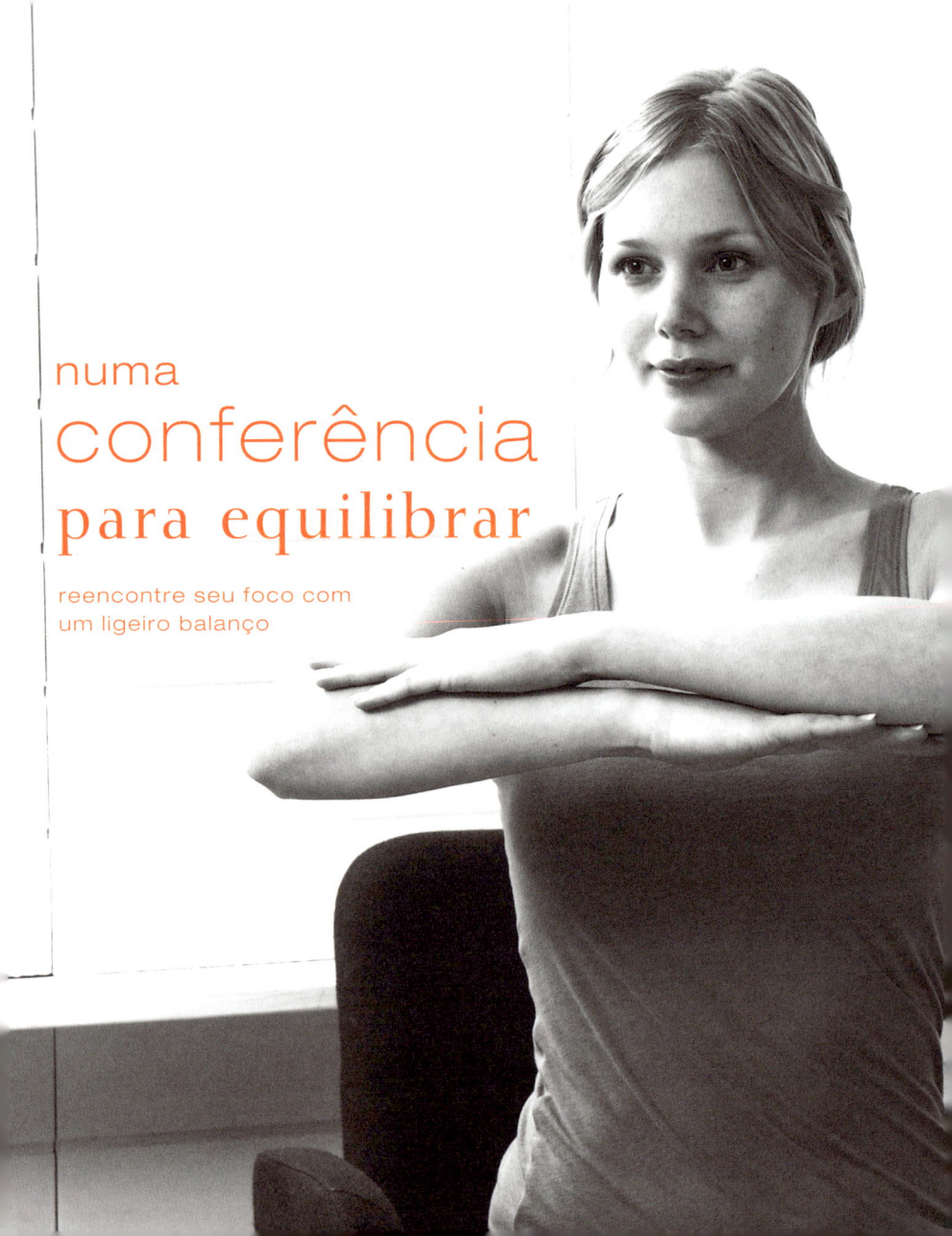

reencontre seu foco com
um ligeiro balanço

1 Sente-se numa cadeira com as nádegas perto da beirada do assento, os pés bem apoiados no chão, afastados na largura do quadril. Dobre os braços à frente, alinhados com o tórax. Relaxe os ombros. Mantenha o pescoço relaxado e contraia a barriga. Inspire e alongue a coluna.

2 (*ao lado*) Expire e comece a virar o corpo para a direita. Inicie o movimento pela coluna, e não pelos ombros ou pelos braços. Não movimente o quadril: ele deve ficar na posição frontal, e os braços na altura do tórax.

3 Inspire e leve a parte superior do corpo de volta à posição inicial. Contraia o abdome e eleve os músculos do períneo. Assim você se apoiará sobre os ossos, que o ajudarão a conseguir um movimento giratório mais profundo da coluna.

4 Expire, virando o corpo para a esquerda. Desta vez, imagine o topo da cabeça se elevando mais uns 2,5 cm na direção do teto. Apoie as costas, imaginando um zíper se fechando do osso púbico ao umbigo e seguindo pelo esterno. Faça o exercício cinco vezes.

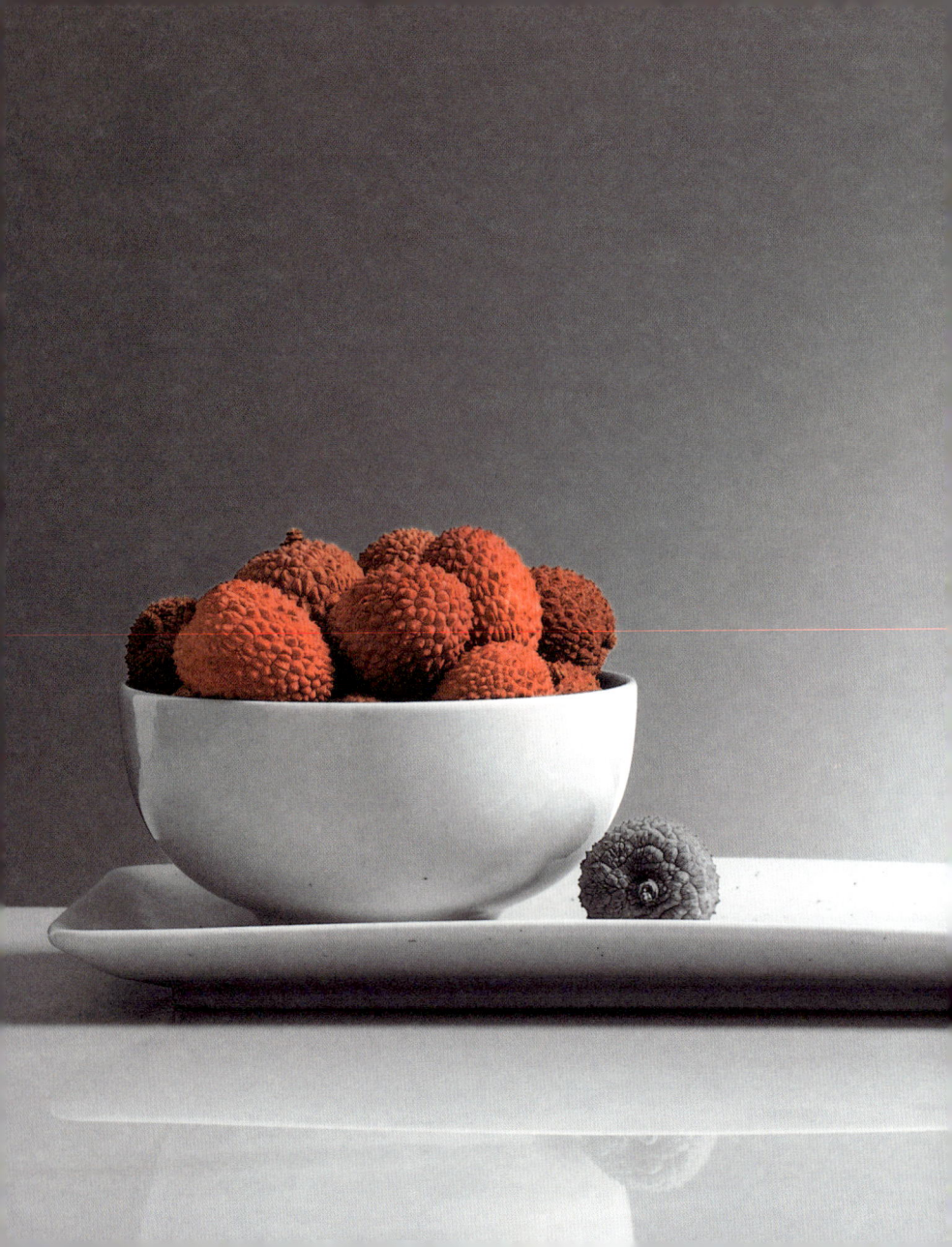

em qualquer lugar

Nem sempre é preciso assistir a uma aula de pilates para se beneficiar da prática. As posturas deste capítulo podem ser realizadas em qualquer lugar — em ambientes fechados ou ao ar livre, em casa ou no trabalho. Não importa que você fique sentado, em pé ou deitado, os exercícios dão energia, fortalecem e relaxam todo o corpo.

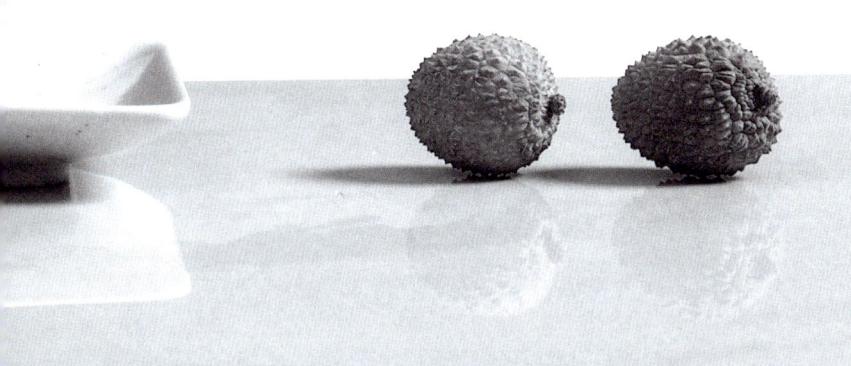

no quarto
relaxante

abra e libere a parte inferior das costas

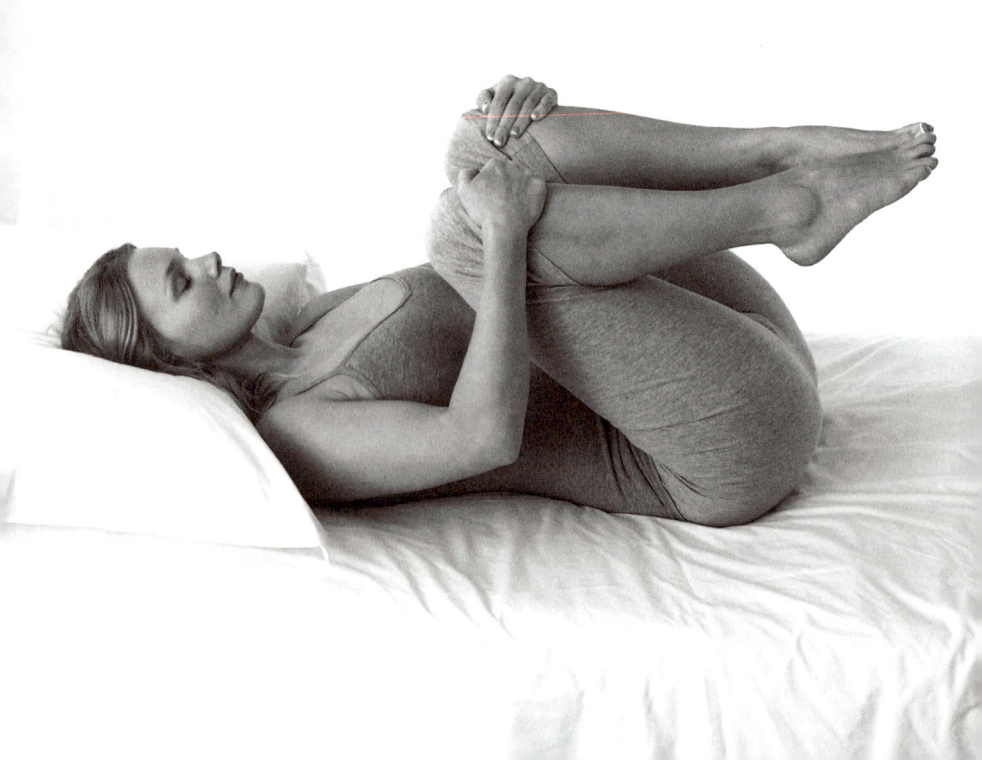

1 Deite-se na cama com as pernas esticadas e os braços nas laterais. Feche os olhos. Inspire e, ao expirar, relaxe a cabeça no travesseiro. Concentre-se em soltar a parte de trás do pescoço, os ombros, a coluna e o quadril, um por vez. Aos poucos, libere toda a tensão do corpo.

2 (*ao lado*) Dirija a atenção ao abdome e, aos poucos, contraia o estômago sem perder o relaxamento da coluna. Inspire e, expirando, leve o joelho esquerdo e depois o direito para o peito. Respirando normalmente, segure as pernas pouco abaixo dos joelhos e abra-os.

3 Inspire novamente e, expirando, leve os joelhos para mais perto do peito. Mantenha os abdominais contraídos e os ombros o mais relaxados possível. Sinta a parte inferior das costas relaxar e o quadril se soltar. Continue a respirar normalmente na posição por cerca de um minuto.

4 Junte os joelhos e, expirando, leve-os para o peito mais uma vez. Com cuidado, abaixe a perna direita e depois a esquerda, com o abdome contraído, para evitar que a coluna e a pelve se desestabilizem.

no sofá
para se recuperar
desperte todo o corpo estimulando os pés

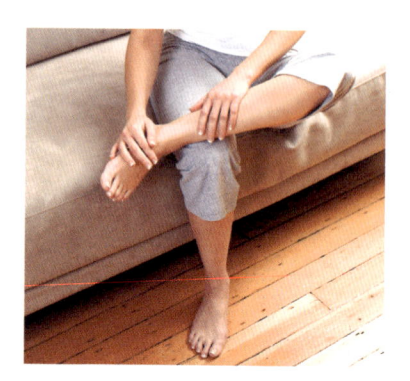

1 Sentado de modo confortável numa cadeira, cruze a perna esquerda sobre o joelho direito. Abra e relaxe o joelho esquerdo. Apoie a canela esquerda com a mão esquerda e repouse a mão direita levemente sobre o pé esquerdo, relaxando os dedos sobre o calcanhar.

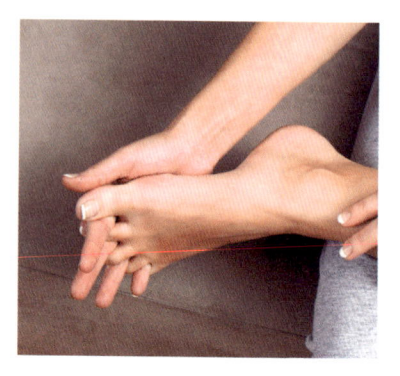

2 Coloque o indicador da mão direita entre o dedão do pé esquerdo e o dedo seguinte. Continue a pôr cada um dos dedos entre os dedos do pé, tentando encostar a base dos dedos da mão na base dos dedos do pé. Se for difícil, use um pouco de loção hidratante para ajudar os dedos a deslizar.

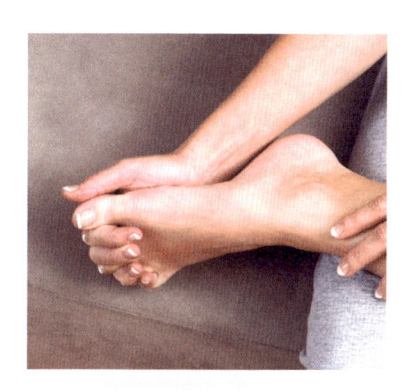

3 Envolva os dedos na parte superior do pé e apoie o arco com o punho. Então, com os dedos, empurre o pé para a frente até os dedos do pé apontarem para a frente e o pé se arquear. Sinta o alongamento no dorso do pé.

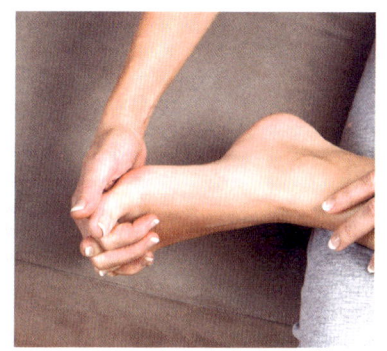

4 Use a mão para apoiar a parte larga da sola do pé e curve os dedos do pé ligeiramente para trás. Libere os dedos e apoie-se no pé esquerdo: perceba como está diferente do direito. Pratique este exercício dez vezes em cada pé.

na
sala de jantar
energizante

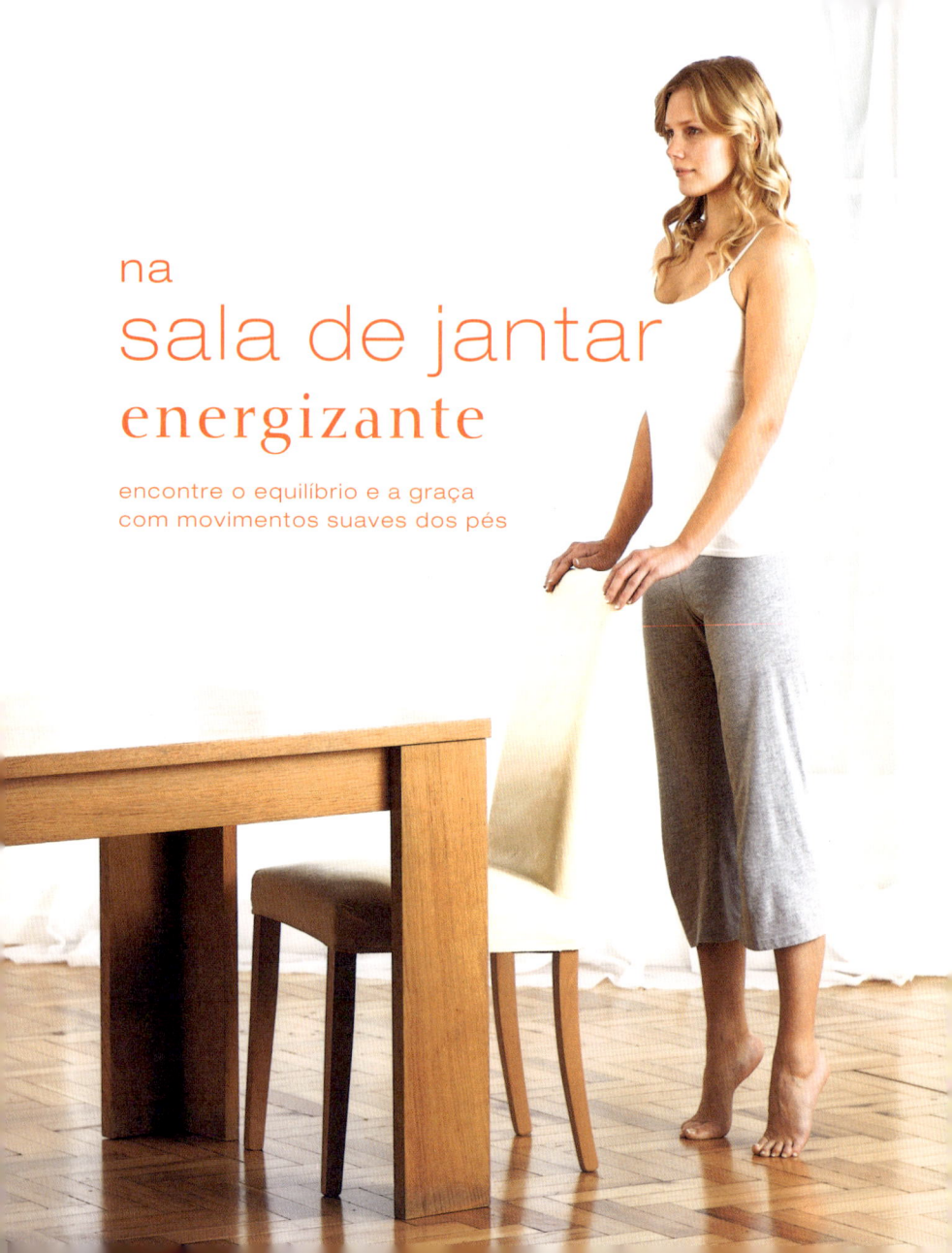

encontre o equilíbrio e a graça
com movimentos suaves dos pés

1 Fique em pé atrás de uma cadeira da sala de jantar. Separe os pés em 30 cm, deixando-os paralelos. Segure levemente o espaldar da cadeira para encontrar o equilíbrio. Inspire e alongue-se pela coluna. Imagine alguém puxando-o pelo topo da cabeça.

2 (*ao lado*) Expirando, traga o peso para a frente na parte larga dos pés e erga-se apoiado nos dedos do pé. Enquanto se movimenta nessa posição, sinta o fortalecimento dos músculos da panturrilha e o alongamento da frente dos pés e tornozelos.

3 Inspire e sinta seu centro de equilíbrio. Veja se o peso está distribuído igualmente nos pés. Deixe os abdominais contraídos para manter o centro de equilíbrio bem forte. Aos poucos, libere uma mão para testar o equilíbrio e depois leve-a ao espaldar.

4 Expire, abaixando o calcanhar aos poucos e mantendo o alongamento da coluna. Repita a série dez vezes. Para terminar, flexione um pouco os joelhos para soltar os músculos da panturrilha e alongue os tendões de Aquiles.

no banheiro
para desacelerar

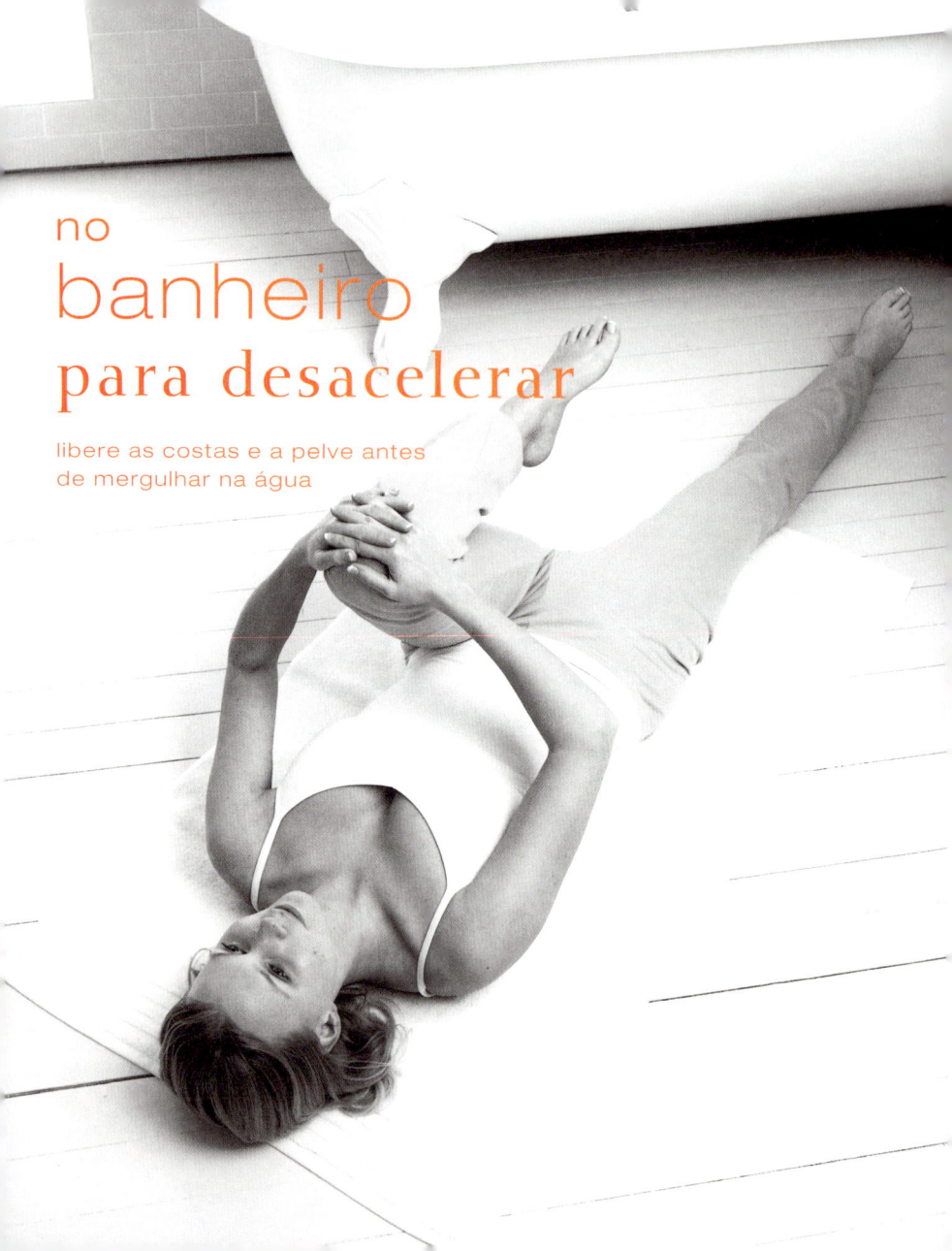

libere as costas e a pelve antes
de mergulhar na água

1 Deite-se de costas no chão com as pernas esticadas e relaxadas. Contraia o abdome para que a parte inferior da coluna não se arqueie. Relaxe os ombros e deixe as omoplatas bem embaixo nas costas.

2 Enquanto inspira, segure a perna esquerda, elevando o joelho aos poucos até o peito. Cruze os dedos das mãos pouco abaixo do joelho, ou na parte de trás da coxa, se tiver problemas no joelho. Imagine que está deixando o osso da coxa esquerda cair sobre a articulação do quadril.

3 (*à esquerda*) Expire, estique e alongue a perna direita no chão. Inspire de novo e puxe o joelho elevado o máximo que puder na direção do peito para flexionar o quadril. Mantenha o abdome contraído para estabilizar a pelve. Nesta posição, conte até dez e respire normalmente.

4 Expire e solte a perna esquerda no chão; depois inspire e segure a perna direita, repetindo o alongamento. Puxe a coxa em direção ao peito sem tensionar os ombros. Pratique o exercício cinco vezes de cada lado.

ao ar livre vibrante

atinja o sol e refresque o corpo

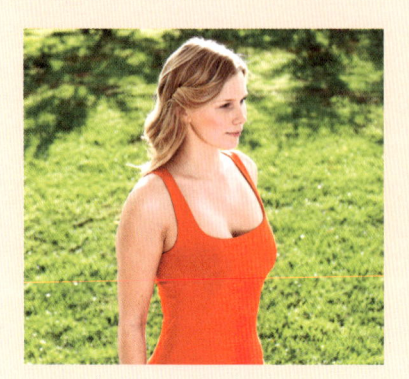

1 Fique em pé com a coluna ereta e os pés afastados na largura do quadril. Deixe as omoplatas relaxadas e os braços pendendo confortavelmente dos lados, as palmas para dentro. Visualize a cabeça balançando levemente sobre a coluna.

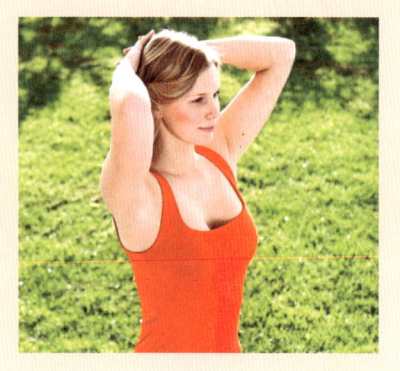

2 Inspire e alongue-se pela coluna. Deixe o cóccix pender para baixo. Expire, contraia os músculos do abdome, eleve os braços lentamente para cima e abra-os nas laterais. Entrelace as mãos atrás da cabeça.

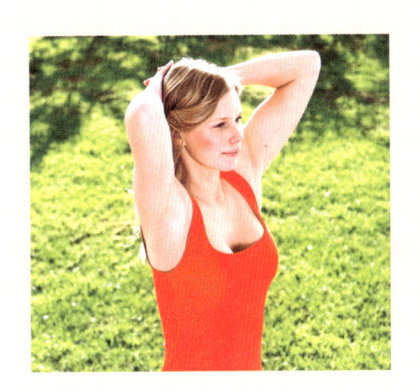

3 Inspire elevando os ombros até as orelhas. Expire e relaxe os ombros, imaginando que eles estão bem pesados. Repita essa contração, inspirando ao elevar os ombros e expirando ao abaixá-los.

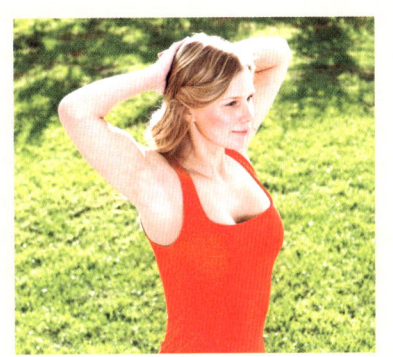

4 Inspire e, com cuidado, leve os cotovelos um pouco para trás da cabeça, mantendo-os em sua visão periférica. Os ossos das omoplatas se aproximarão. Libere as mãos e repita o movimento três vezes, inspirando entre as repetições. Atenção: não deixe as costas se encurvarem.

(continua)

ao ar livre

(*continuação*)

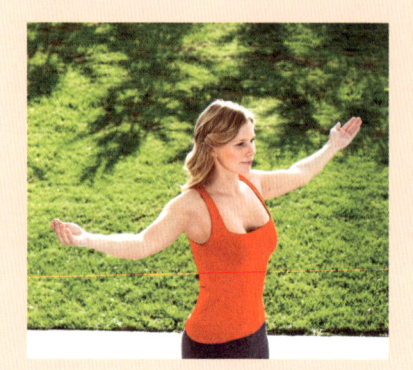

5 Expire e solte as mãos. Com as palmas para cima, exercite os músculos abaixo das omoplatas abrindo os braços em semicírculo, trazendo-os um pouco abaixo da altura do ombro. Deixe os cotovelos relaxados.

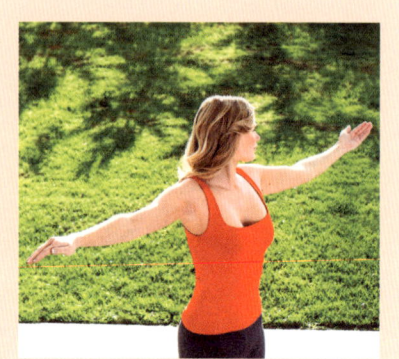

6 Inspire e, depois, ao expirar, mexa o braço direito e gire-o para dentro, com as palmas para baixo. Ao mesmo tempo, vire a cabeça para a esquerda. Mantenha o ombro direito caído.

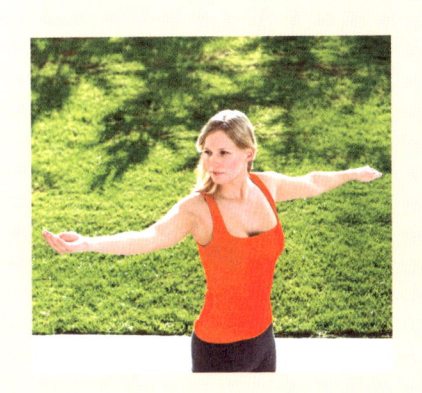

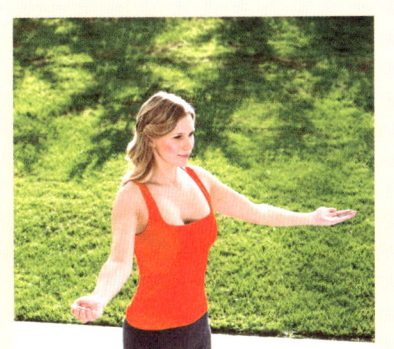

7 Inspire e gire o braço direito, voltando à posição original com a palma para cima e virando a cabeça para a frente. Expire, faça o mesmo com o braço esquerdo girando-o para dentro, enquanto vira a cabeça para a direita.

8 Inspire e gire o braço esquerdo até a posição original, enquanto vira a cabeça para a frente de novo. Ao expirar, traga os dois braços para as laterais. Repita o exercício cinco vezes.

na praia
para dar segurança
sinta-se centrado e calmo

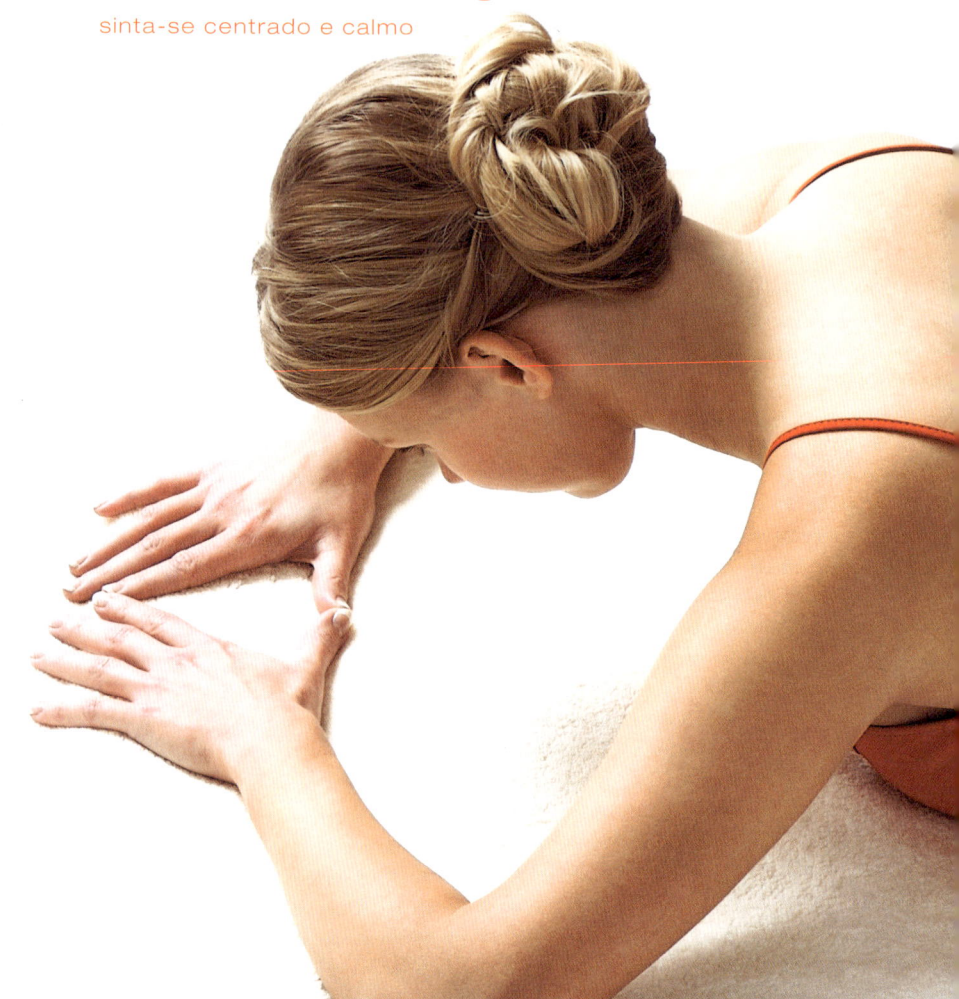

1 Deite-se de bruços sobre uma esteira ou toalha, as pernas paralelas, abertas na largura do quadril. Se tiver problemas lombares, coloque uma toalha enrolada embaixo da barriga. Junte as pontas dos dedos mínimos e os polegares pouco acima da direção da testa. Mantenha as omoplatas relaxadas.

2 (*ao lado*) Inspire, e expirando, deslize as omoplatas para baixo em direção às costelas. Contraia os músculos do abdome para proteger a parte inferior das costas e eleve o corpo uns 10 cm do solo. Mantenha os olhos no chão para que o pescoço permaneça alongado.

3 Inspire nessa posição e sinta os músculos entre as omoplatas trabalhando. Imagine que a cabeça se alonga para a frente e o cóccix se estende na direção oposta. O osso púbico deve permanecer pesado e os músculos abdominais, contraídos.

4 Expire e abaixe aos poucos o corpo de volta ao chão. Concentrado, deixe os músculos ao redor da omoplata contraídos, para que os ombros não se curvem enquanto você abaixa a parte de cima do corpo. Pratique o exercício todo oito vezes.

NA PRAIA

1. Sente-se do lado contrário de uma cadeira pequena, com os pés apoiados no chão. Segure o encosto para se apoiar, mantendo os ossos bem apoiados no assento. Alongue a coluna, sustentando-se na força dos músculos abdominais.

2. (*à direita*) Inspire e, expirando, eleve a mão esquerda acima da cabeça com a palma para cima. Evite curvar o ombro esquerdo. Inspire de novo e expire, levando o braço para cima à direita e curvando a parte superior do corpo para o lado, alinhado com o braço. Mantenha a parte de baixo e o quadril bem apoiados na cadeira.

3. Inspire e mexa o corpo um pouco para cima, depois expire, trazendo o braço esquerdo para cima da cabeça até alcançar o direito de novo. Contraia os músculos do abdome para evitar que a parte inferior do corpo se curve. Desta vez, tente ir um pouco mais longe, à direita.

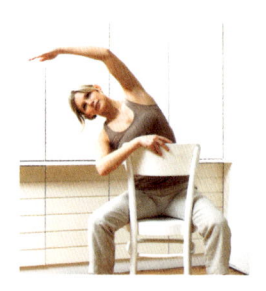

4. Inspire liberando o alongamento e expire fazendo-o mais uma vez. Com a cabeça e o pescoço alinhados com a coluna, evite curvar o pescoço na direção do chão. Flexione o corpo para as laterais e não para a frente – imagine-se movendo-se entre duas portas de correr. Pratique o exercício cinco vezes de cada lado.

EM QUALQUER LUGAR

no escritório mobilizador

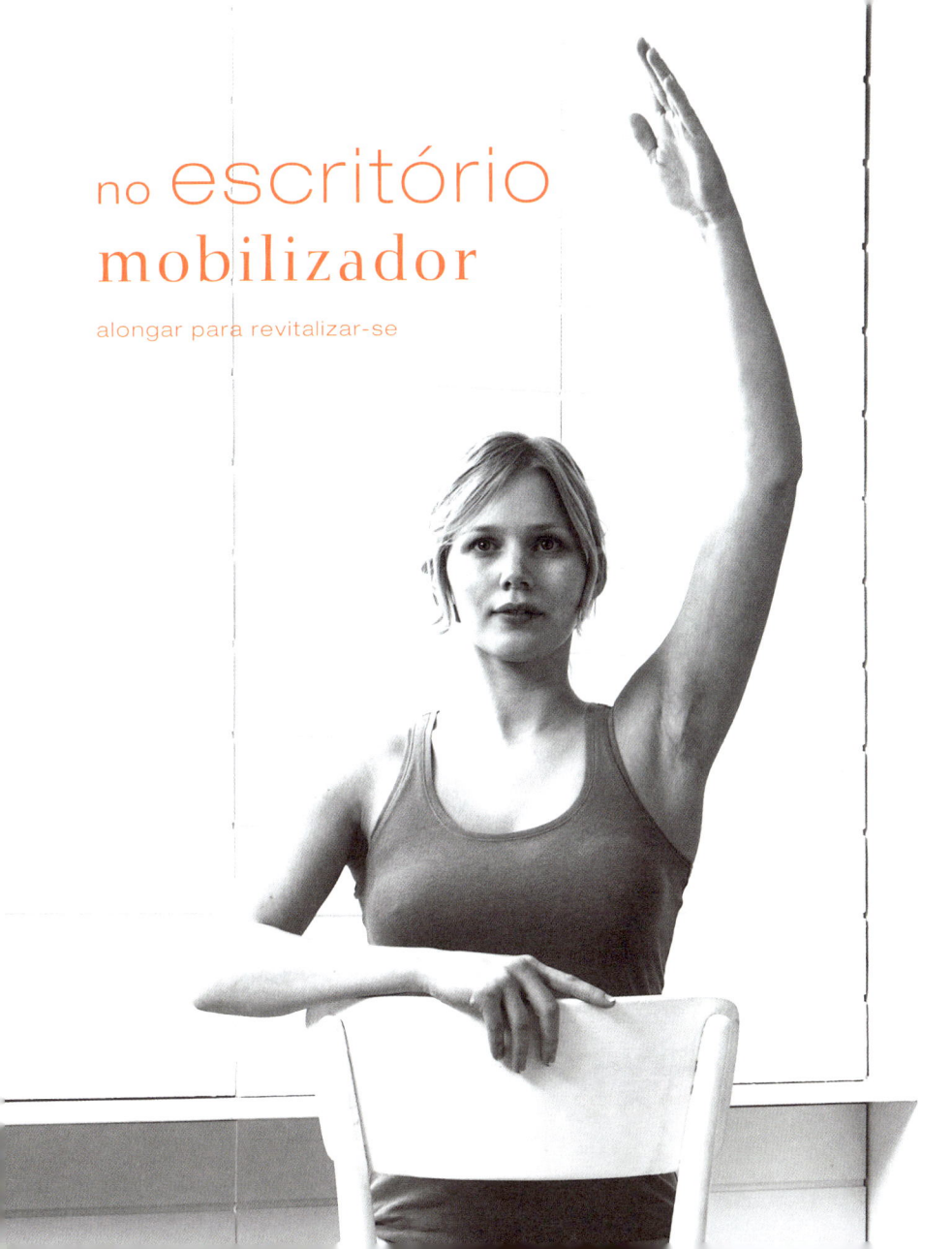

alongar para revitalizar-se

1 Sentado no assento do avião com as costas bem eretas, cruze os dedos da mão sob a coxa direita, sustentando-a. Erga o pé direito do chão e endireite a perna. Não arqueie as costas; o movimento deve vir da perna.

2 (*à direita*) Aponte o pé um pouco para fora, alinhado com o joelho e o quadril. Cuidado para não dobrar o tornozelo e deixar o pé curvo como uma banana. Flexione um pouco o tornozelo de modo que os dedos do pé e a parte larga da sola vão na direção do corpo e o calcanhar se afaste. Volte à posição inicial e repita nove vezes. Depois, faça dez vezes com o esquerdo.

3 Erga o pé direito de novo. Vire os dedos para a esquerda até o pé ficar ligeiramente curvo. Flexione o tornozelo com os dedos na sua direção, e depois gire o pé para fora. Assim completará um círculo na direção horária.

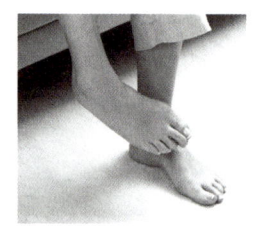

4 Repita o círculo no sentido horário nove vezes, depois estique os dedos do pé e vire-o para fora, virando os dedos para dentro para flexionar o pé e girá-lo para a esquerda. Faça o movimento anti-horário dez vezes. Finalmente, complete dez círculos com movimentos horários e dez com anti-horários com o pé esquerdo.

em um avião estimulante

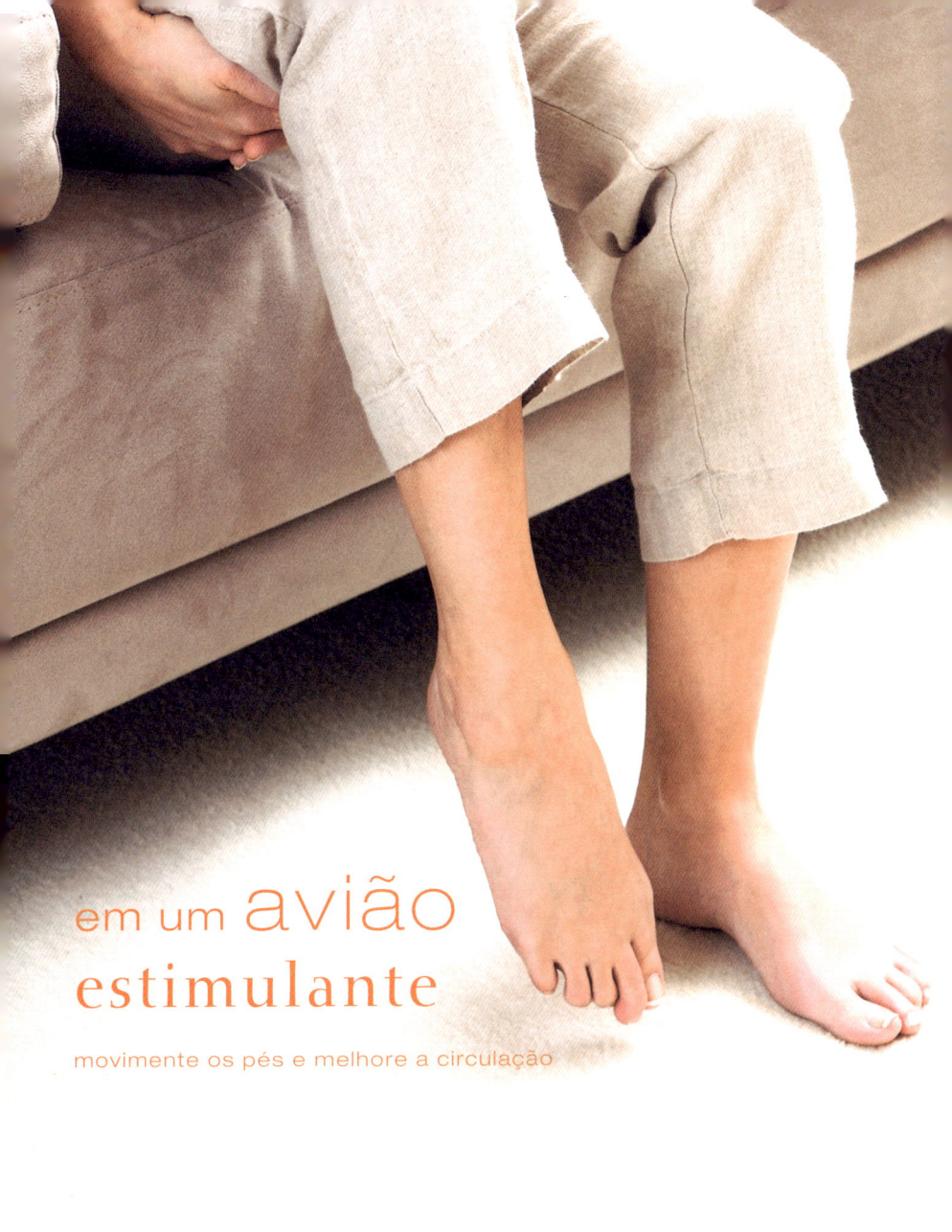

movimente os pés e melhore a circulação

no carro
para tonificar

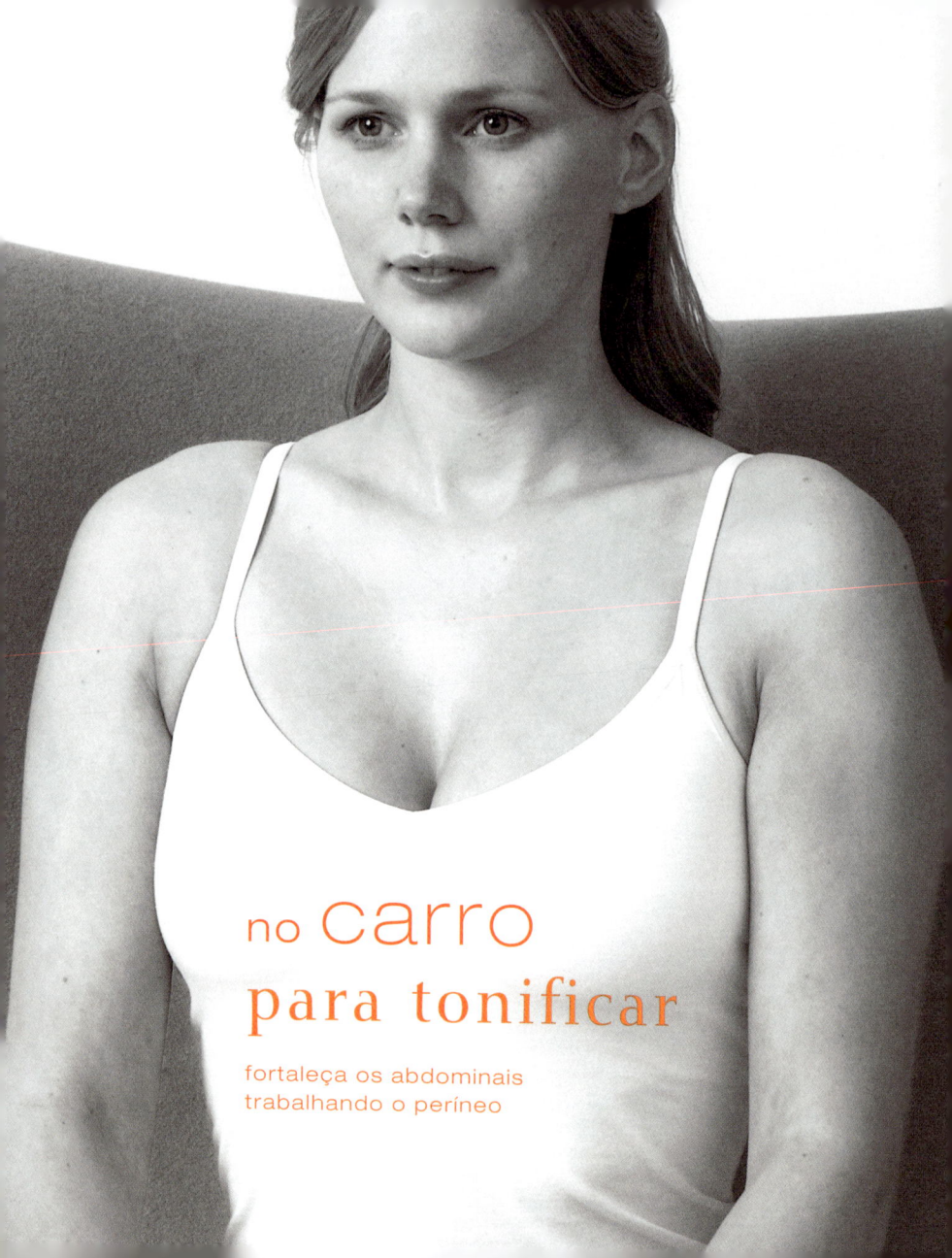

fortaleça os abdominais
trabalhando o períneo

1 Faça este exercício com o carro parado, por exemplo, em um congestionamento. Sente-se o mais ereto possível no assento, apoiando-se bem nos ossos e deixando o peso distribuir-se igualmente dos dois lados. Relaxe o pescoço e os ombros. Inspire.

2 Expire e, aos poucos, erga os músculos entre o osso púbico e o cóccix. Imagine que está tentando parar de urinar, assim trabalhará os músculos do períneo. Se conseguir, mantenha os músculos tensos e conte até cinco.

3 Expire e relaxe por alguns segundos. Ao expirar, contraia o períneo de novo. Imagine um zíper se fechando entre o osso púbico e o cóccix. Além disso, contraia o umbigo em direção à parte baixa da coluna para relaxar os músculos abdominais.

4 Inspire e relaxe de novo, depois repita todo o exercício mais duas vezes. Contrair o períneo e os músculos do abdome ao mesmo tempo ajuda os abdominais a trabalhar de forma mais eficiente, além de fortalecê-los.

NO CARRO

1. Sente-se bem apoiando nos ossos, com as pernas estendidas à frente. (Isso pode ser mais fácil sobre uma toalha enrolada ou uma lista telefônica, para ajudar o alongamento da parte inferior da coluna.) As pernas devem ficar separadas 15 cm, com os pés e os dedos relaxados.

2. (à direita) Inspire e eleve os braços nas laterais, as palmas alinhadas com a parte interna dos cotovelos. Relaxe as omoplatas para baixo. Expire e gire a coluna para a esquerda. O braço direito terá se movimentado em direção à perna esquerda e o esquerdo se manterá atrás da linha do ombro esquerdo.

3. Inspire. Expirando, tente alcançar o pé esquerdo. Se conseguir, leve o lado de fora do dedo mínimo direito até o dedinho esquerdo do pé. Erga e alongue o braço esquerdo para trás sem arquear o ombro. Vire-se, olhando para a mão direita.

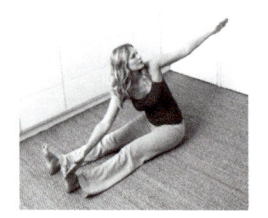

4. Inspire e, nessa posição, deixe as nádegas apoiadas no chão e expire para aumentar o alongamento, tentando alcançar ao máximo o pé esquerdo. Imagine que descansa o peito sobre a coxa esquerda. Observe se o pescoço continua alongado. Expire e volte aos poucos à posição ereta sentada. Repita o alongamento do outro lado, indo à frente com a mão esquerda. Faça o exercício quatro vezes de cada lado.

em um quarto de hotel para aliviar

restabeleça o sentido de localização

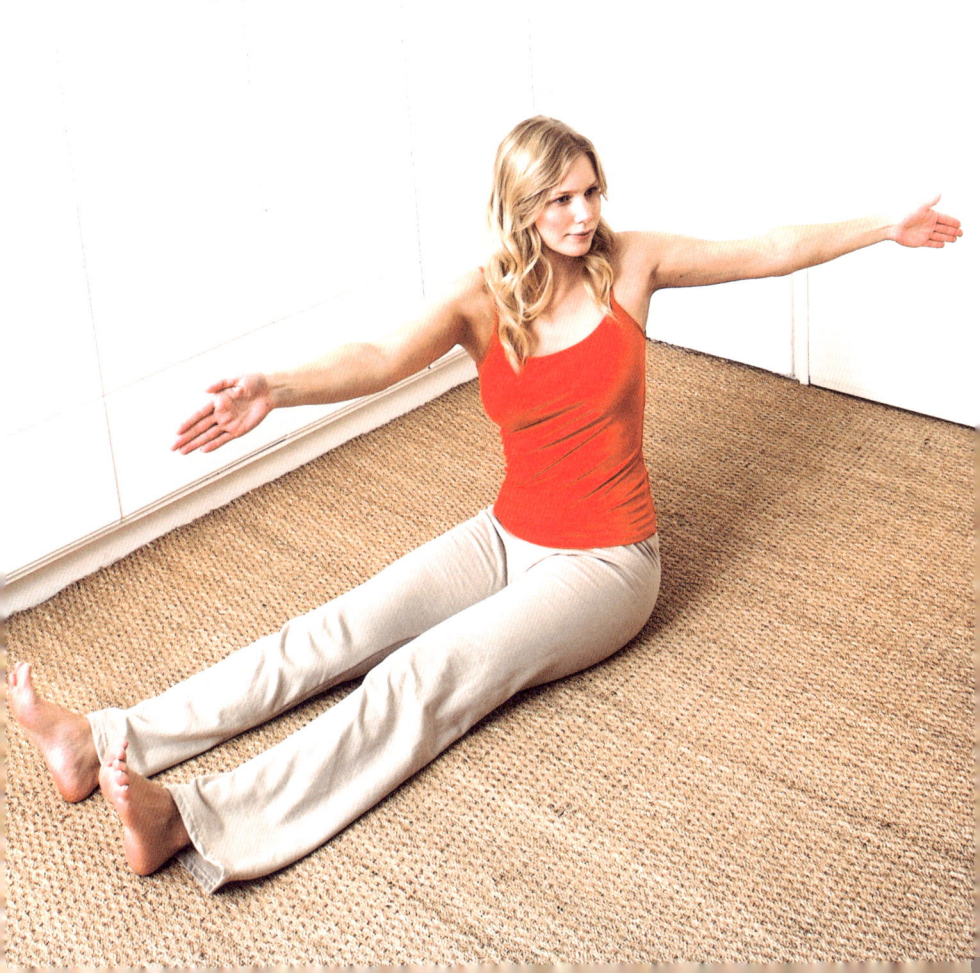

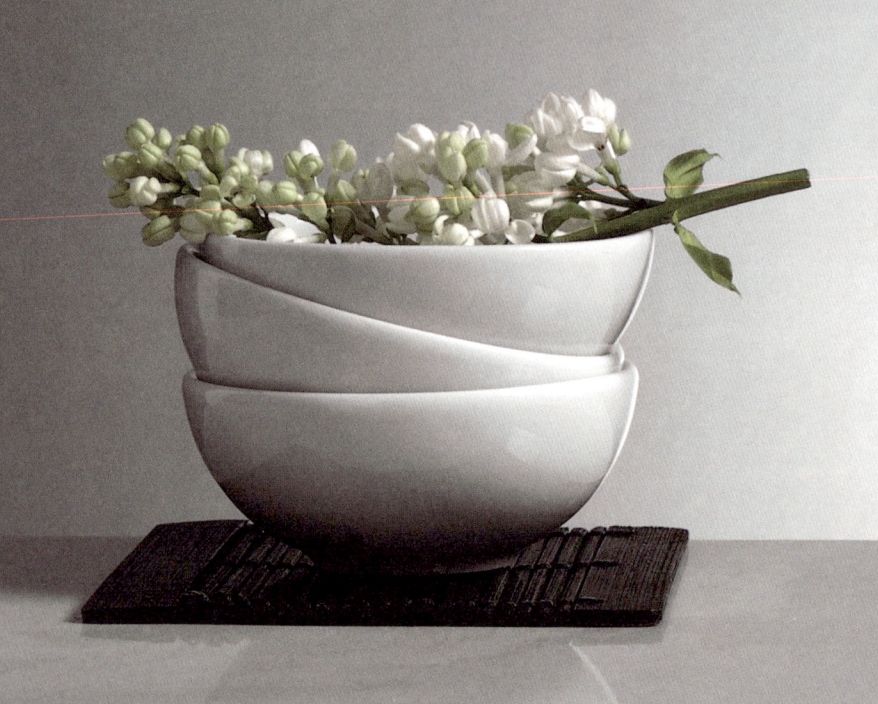

eliminar o estresse

Você já deve ter reparado que as costas, o pescoço e os ombros ficam rijos quando estão sob pressão. Alongue-se e livre-se do estresse! Dê-se um tempo para relaxar, pratique exercícios suaves de pilates, e você logo verá que as tensões mentais e físicas desaparecerão.

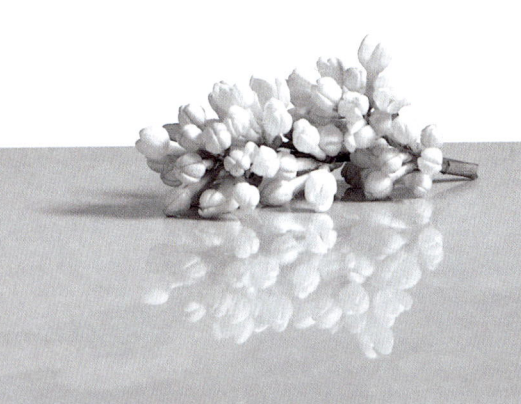

relaxamento
corporal
para se concentrar

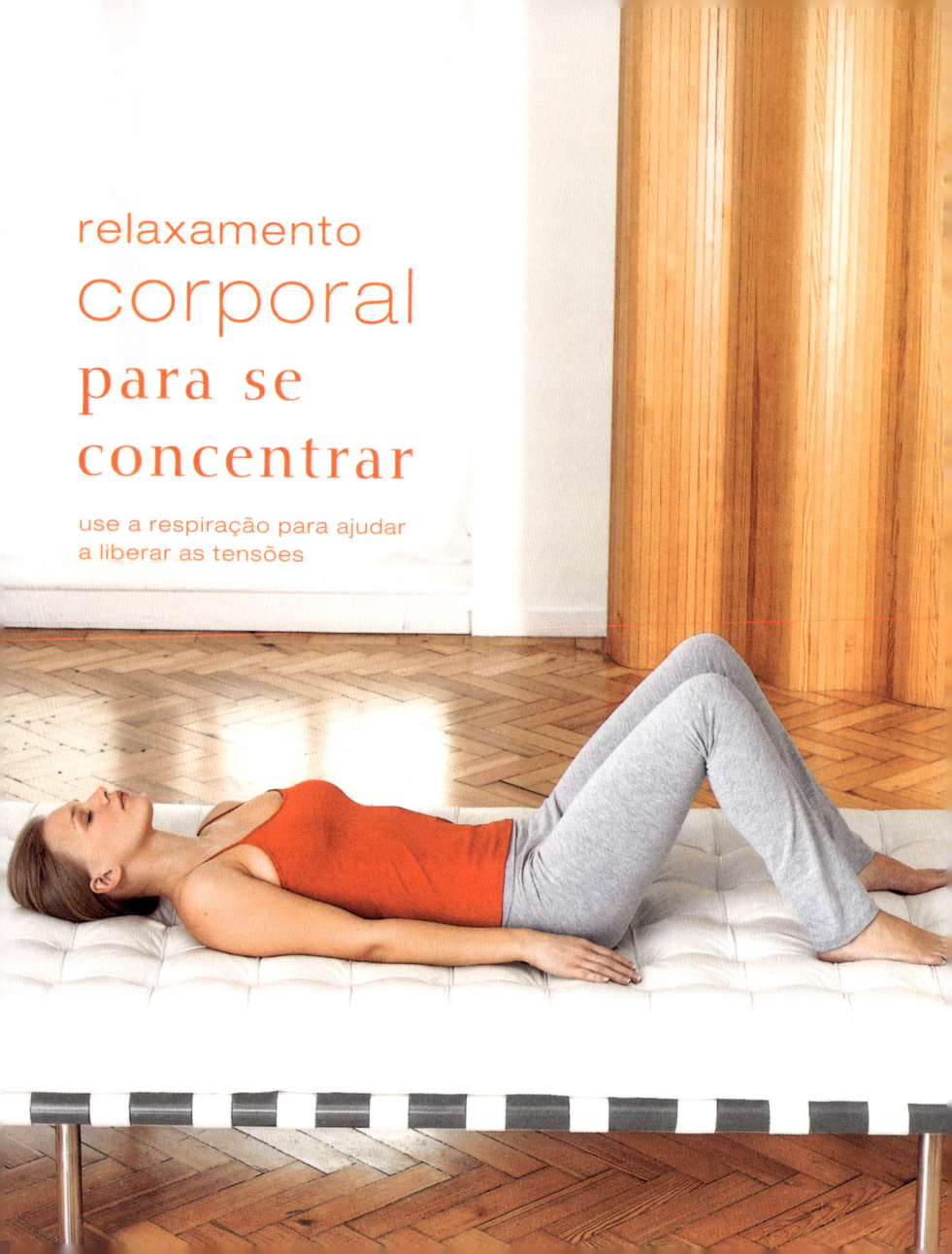

use a respiração para ajudar a liberar as tensões

1 Deite-se de costas com os joelhos flexionados e abertos na largura do quadril, ou um pouco mais, se ainda se sentir à vontade. Mantenha os pés paralelos. Preste atenção na distribuição igual de peso entre o centro dos calcanhares e o dedão e o dedinho de cada pé.

2 Se o pescoço estiver tenso, coloque um travesseiro pequeno ou um livro sob a cabeça. Com as mãos sobre a barriga ou nas laterais, feche os olhos. Concentre-se em uma parte do corpo por vez. Comece pela cabeça e pelo rosto e trabalhe o pescoço, os ombros, os braços, o tórax, o quadril, as pernas e, por fim, os pés.

3 Sinta o peso da cabeça e deixe a tensão desaparecer da testa. Relaxe a língua no fundo da boca para liberar a tensão do maxilar. Sinta a parte posterior das costelas e imagine a coluna afundar na superfície abaixo de você. Solte as coxas e libere a área de trás do quadril.

4 Com a respiração relaxada e fluida, concentre-se em liberar a tensão de todo o corpo, deixando o tórax se abrir, a coluna se alongar e os pés ficarem bem apoiados no chão. Este exercício, além de relaxar, pode ser usado para iniciar ou terminar qualquer outra sequência deste livro.

alívio para o pescoço repousante

esvazie a mente para liberar o pescoço

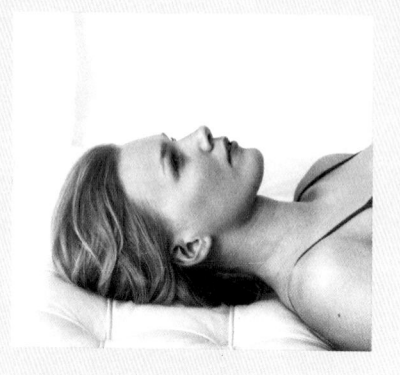

1 Deite-se de costas com as pernas estendidas e bem relaxadas e os braços nas laterais. Coloque uma almofada pequena sob a cabeça, se o pescoço estiver tenso. Solte o pescoço e o maxilar ao máximo. Relaxe o tórax e deixe as omoplatas afundar no chão. Inspire.

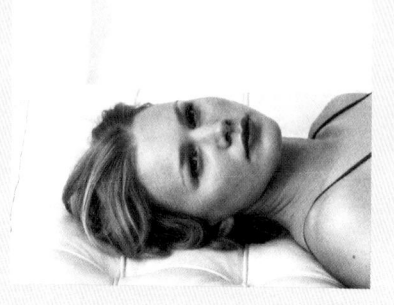

2 Expirando, gire a cabeça um pouco para a direita, deixando o peso dela dirigir o movimento. Inspire, volte a cabeça ao centro e faça uma pequena pausa. Ao expirar, gire a cabeça para a esquerda. Vire a cabeça dessa forma lentamente, de um lado para outro, dez vezes.

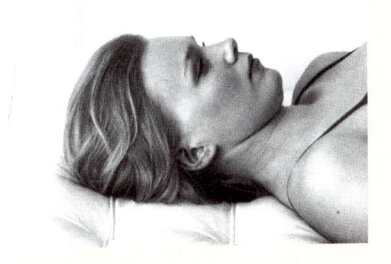

3 Inspire e volte a cabeça ao centro. Ao expirar, leve o queixo aos poucos em direção ao peito. Com a cabeça pesada, sinta a nuca se alongar. Vire a cabeça para a direita e eleve o queixo para começar a girar a cabeça no sentido horário.

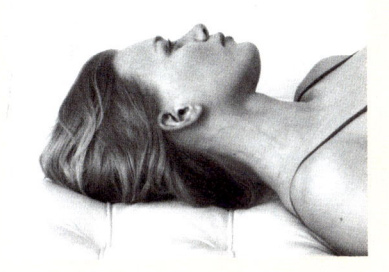

4 Mova a cabeça em um círculo pequeno, mas não a deixe pender demais para trás. Repita nove vezes, fazendo círculos pequenos no início e aumentando-os aos poucos. Inspire entre os círculos. Mantenha a cabeça pesada para liberar toda a tensão do pescoço. Termine com círculos em movimento anti-horário.

ALÍVIO PARA O PESCOÇO

1 (à direita) Deite-se de costas com os joelhos flexionados, os pés paralelos abertos na largura do quadril. Eleve os braços na largura dos ombros, com uma palma diante da outra e os dedos relaxados. Sinta a parte superior do tronco alargar-se e a tensão ser liberada dos ombros para o chão. Relaxe a cabeça e olhe para o teto.

2 Inspire e eleve o braço esquerdo, erguendo o ombro do chão. Alongue as pontas dos dedos o mais alto que puder, tirando a omoplata do chão, e sinta o alongamento na parte superior das costas.

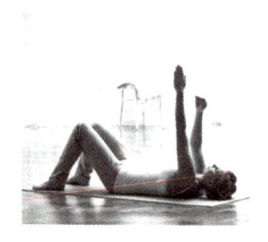

3 Expire e repouse o ombro de volta no chão. Sinta o peso do braço cair sobre a articulação do ombro. Inspire e estenda o braço direito. Estique o máximo que puder; expire, voltando a omoplata ao chão.

4 Contraia os abdominais para manter a estabilidade da pelve. Assim, a coluna relaxa e não se curva nas repetições. A cabeça, naturalmente, se moverá um pouco enquanto você tenta alcançar o alto; mas, se sentir desconforto, apoie a cabeça numa almofada pequena. Faça o exercício cinco vezes com cada braço.

liberação dos ombros
restaurador

solte a tensão dos ombros

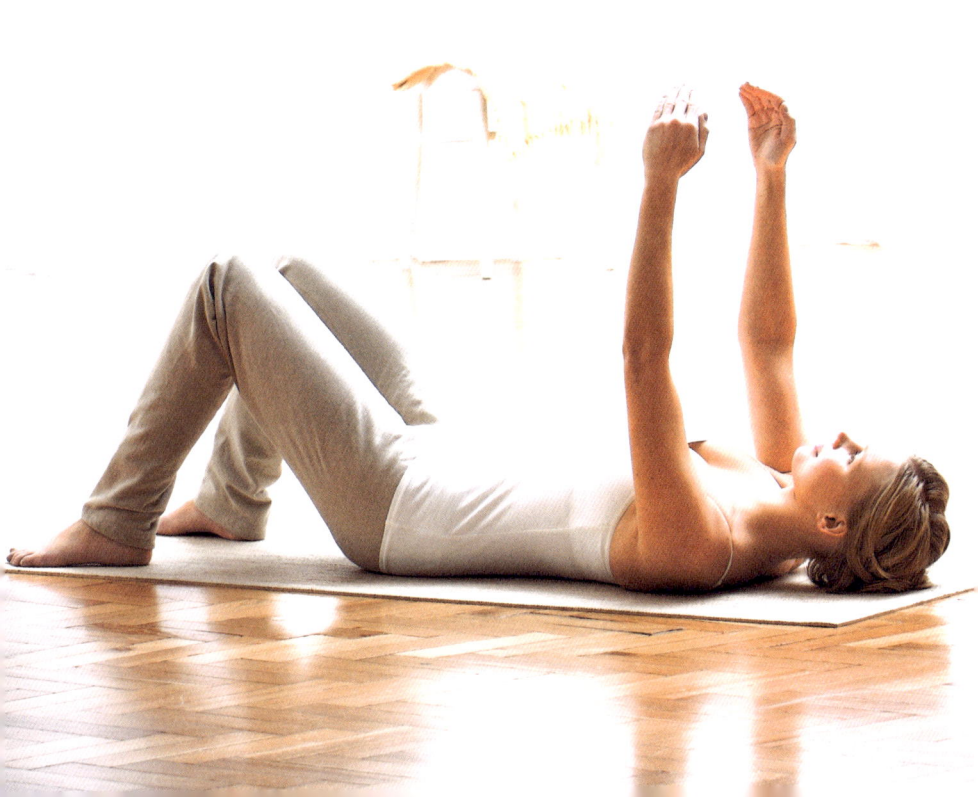

desobstrução dos braços
libertador

trabalhe com o peso total da gravidade para ajudar a relaxar

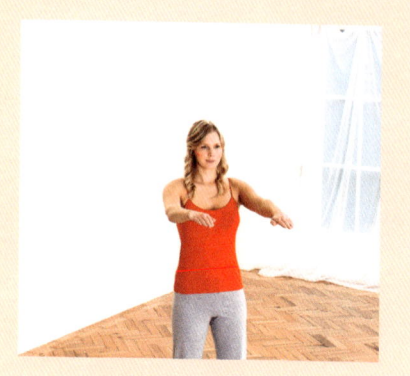

1 Em pé, com os pés paralelos abertos na largura do quadril, visualize a cabeça balançando de leve sobre a coluna. Relaxe os ombros e gire o cóccix na direção do chão. Com cuidado, contraia os abdominais sem mover a posição da pelve. Inspire e erga os braços na altura dos ombros com as palmas para baixo.

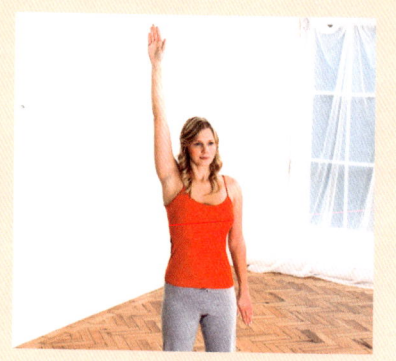

2 Expire e eleve o braço direito na direção do teto, com a palma da mão para a frente, enquanto abaixa o braço esquerdo com a palma para trás. Estique os dedos o máximo que puder, mantendo os ombros bem estáveis. Sinta os braços se esticarem, cuidando para não tensionar os pulsos.

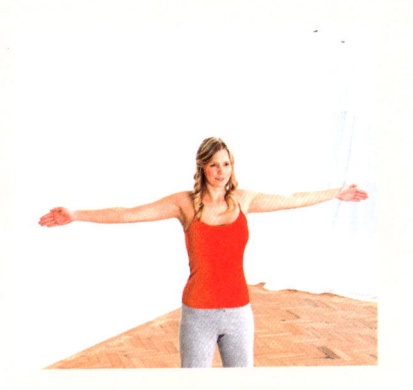

3 Inspire movimentando o braço direito para os lados e para baixo, e erga o braço esquerdo para o lado e para cima até a altura do ombro. Vire a palma esquerda para a frente. Os ombros devem ficar relaxados. Sinta o alongamento profundo, relaxante, a partir da mão direita, passando pelo peito, até a outra mão.

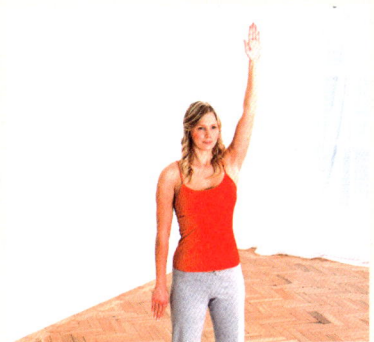

4 Expire e movimente as mãos de novo em arco. A direita na direção do chão, a palma para trás, e a esquerda para cima, com a palma para a frente. Inspire, trazendo os braços de volta para a posição inicial. Faça cinco vezes de cada lado.

DESOBSTRUÇÃO DOS BRAÇOS

1 De quatro, com as mãos na direção dos ombros, os joelhos na direção do quadril e a cabeça alinhada com a coluna, olhe para o chão. Relaxe os pés: se preferir, apoie-os em uma almofada pequena.

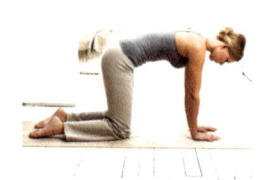

2 (*à direita*) Inspire e, ao expirar, retraia o abdome na direção da coluna. Arqueie as costas e recolha o cóccix sob o quadril. Relaxe a cabeça em direção ao chão, sem esticar demais o pescoço. Puxe as omoplatas na direção do quadril para evitar que os ombros se curvem.

3 Inspire e fique na posição, cuidando para não erguer os ombros nem relaxar o abdome. Ao expirar, estenda o cóccix e, aos poucos, alongue a parte inferior das costas, a parte superior, o pescoço e a cabeça, voltando à posição inicial.

4 Inspire e repita o exercício, pressionando as mãos para manter a estabilidade dos ombros. As coxas devem permanecer imóveis e o quadril alinhado com os joelhos. Se sentir que está forçando os punhos, coloque uma almofada ou um livro sob as palmas das mãos. Repita oito vezes.

alívio para as costas
para equilibrar

relaxe com este alongamento que libera

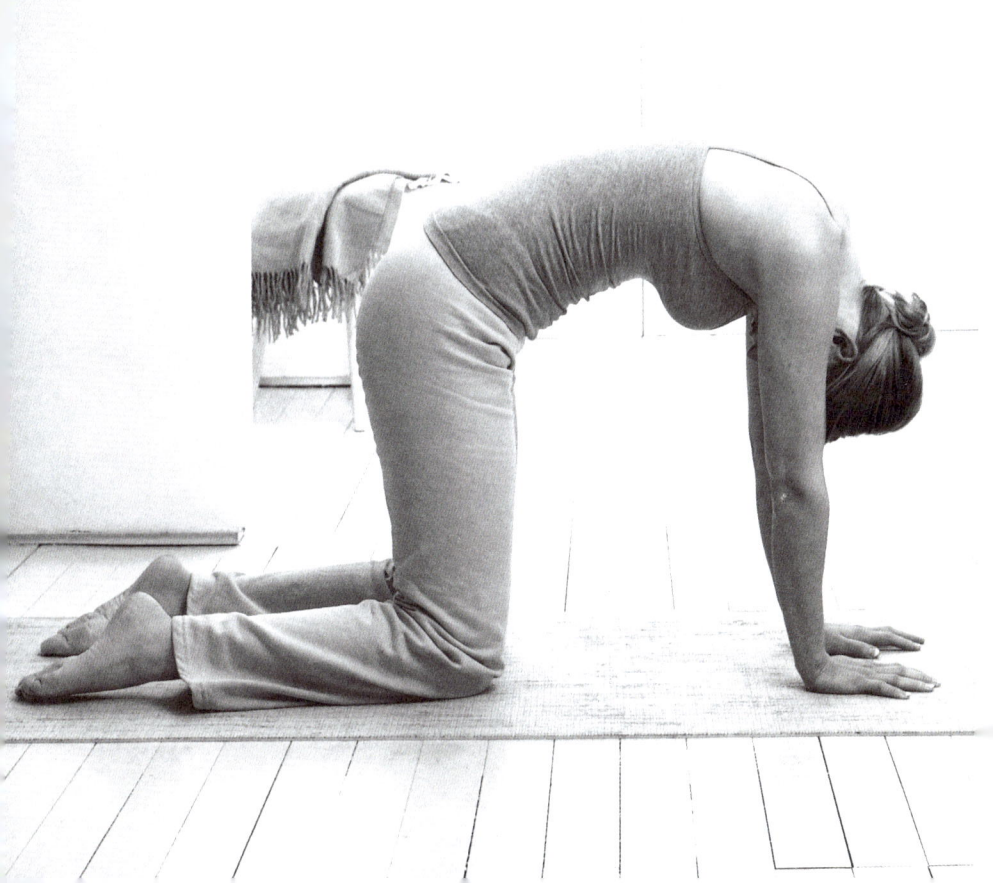

1 Deite-se de costas, os pés e os joelhos separados em largura maior que a do quadril. Relaxe os braços para os lados pouco abaixo dos ombros. Sinta a coluna alongada e apoiada no chão. Relaxe os ombros. Inspire.

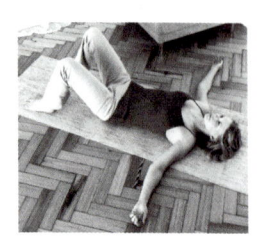

2 (*à direita*) Ao expirar, contraia o abdome e, lentamente, vire os joelhos e o quadril para a direita, virando a cabeça para a esquerda e passando o braço direito sobre o peito para deixá-lo um pouco abaixo do esquerdo. Solte o joelho esquerdo na direção do calcanhar direito até sentir o alongamento na coxa esquerda e na frente do quadril esquerdo.

3 Inspire. Veja se não curvou as costas ou deixou as costelas se projetar para fora. Expire e contraia o abdome para erguer as pernas e levar o corpo e o braço direito de volta à posição original. Imagine cada parte do corpo se alinhando em sequência: primeiro a caixa torácica, depois a cintura, a parte inferior das costas, e por fim, as pernas.

4 Faça todo o exercício mais três vezes virando para a direita e quatro para a esquerda. No começo, não force os joelhos nem o quadril e proponha-se ir cada vez mais longe a cada repetição. Com o tempo, seu objetivo será encostar os dois joelhos no chão.

ELIMINAR O ESTRESSE

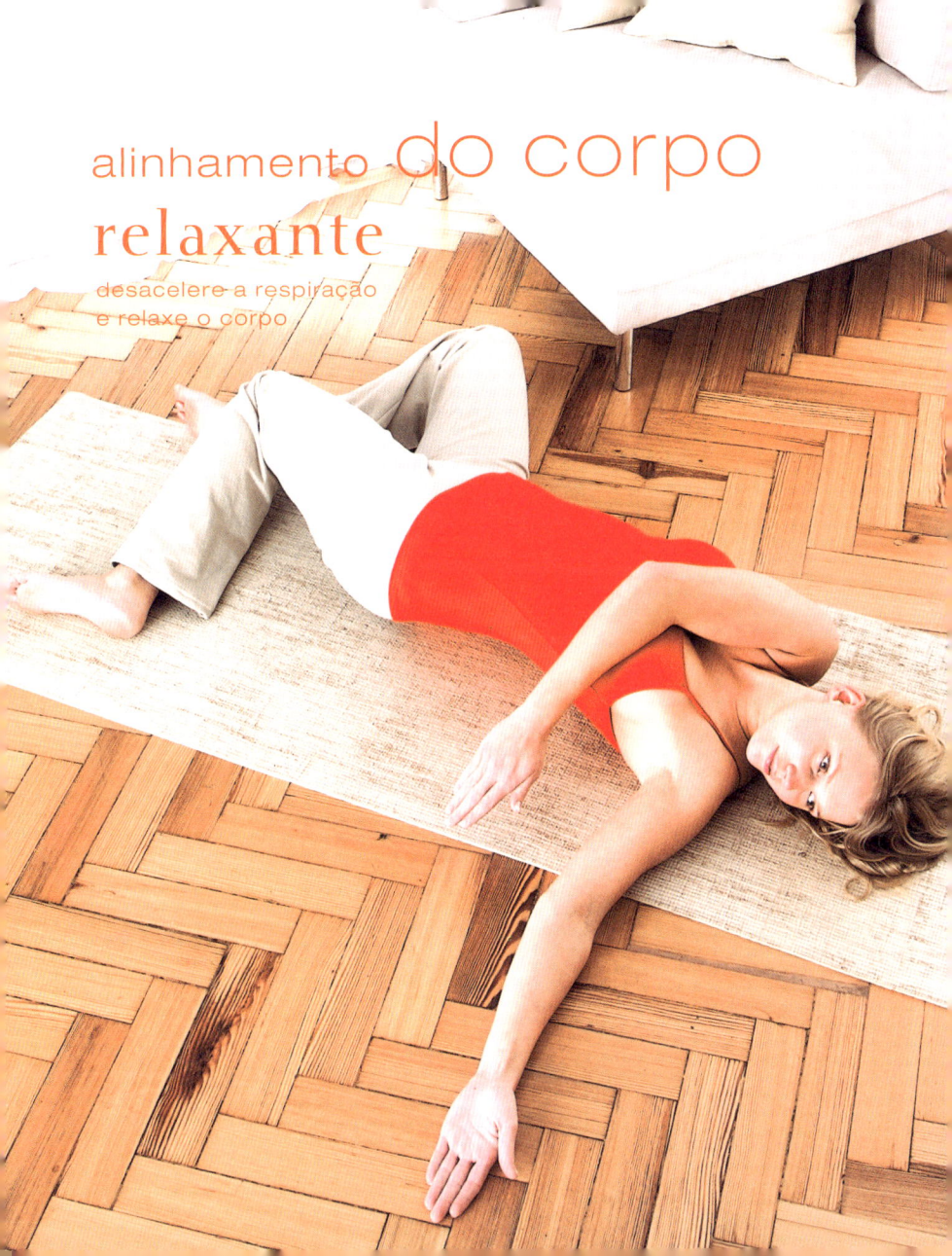

alinhamento do corpo
relaxante
desacelere a respiração
e relaxe o corpo

calma total
para descansar

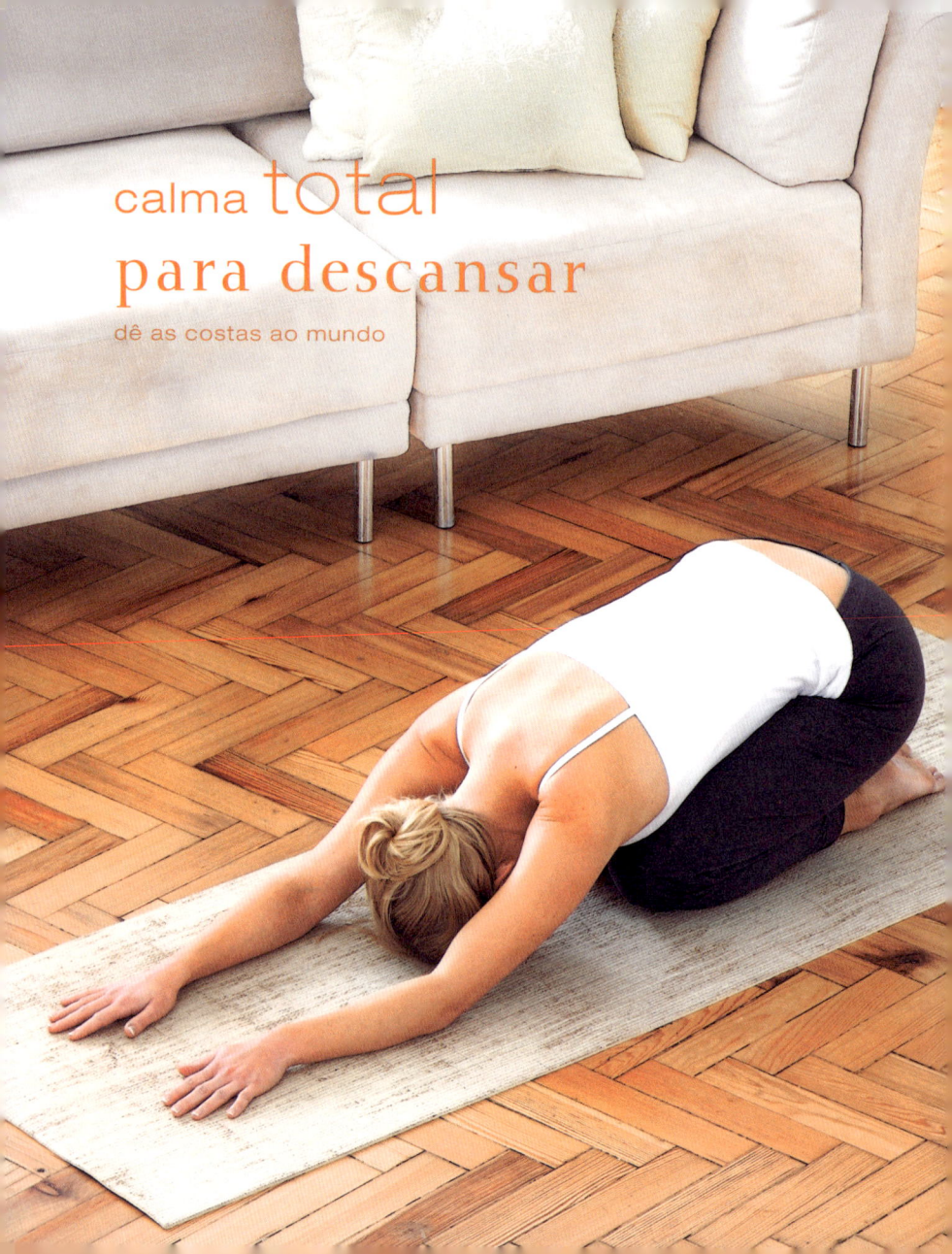

dê as costas ao mundo

1 Sente-se nos calcanhares com os joelhos separados e as mãos nas coxas. Inspire. Ao expirar, flexione o quadril, alongando os braços para a frente o máximo que puder. Mantenha as nádegas e os pés juntos; se precisar, ponha uma almofada pequena entre eles.

2 Coloque os antebraços no chão e relaxe o pescoço. De braços estendidos, alongue o corpo ao máximo. Feche os olhos, respire, descanse e relaxe na posição por pelo menos cinco respirações.

3 (*ao lado*) Se conseguir, encoste a testa no chão, entre os braços, cuidando para não erguer o cóccix. Se precisar, ponha uma almofada pequena sob a cabeça. Respire fundo e imagine que a respiração expande a parte posterior da caixa torácica. Fique assim por cinco respirações.

4 Leve os cotovelos até os joelhos. Expire contraindo o abdome e sente-se bem devagar. Visualize o cóccix descendo e o osso púbico movendo-se para a frente. Realinhe vértebra por vértebra, até se ajoelhar com a coluna ereta, e abra os olhos.

CALMA TOTAL

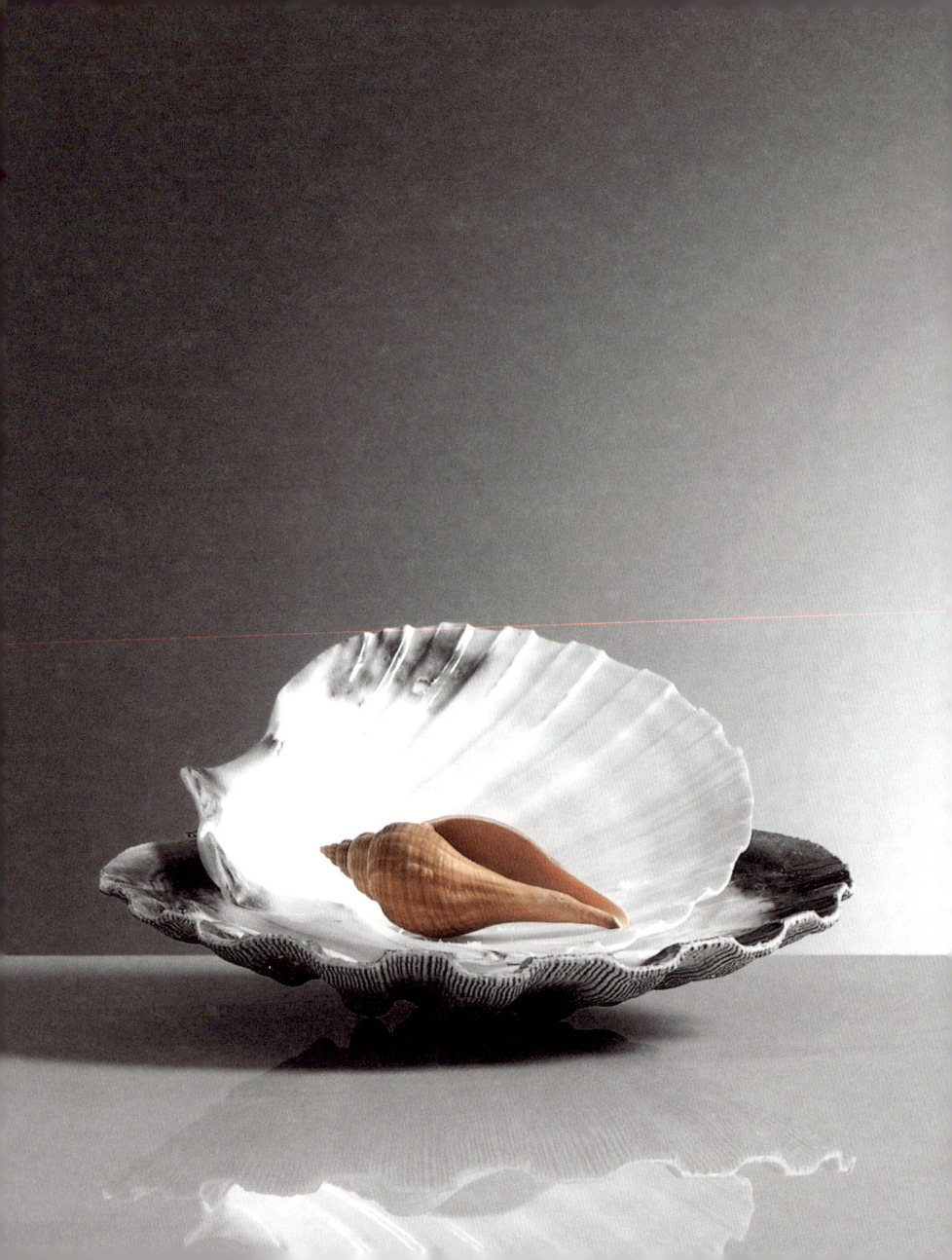

aumentar a energia

Cansado demais para ir à academia ou para aquela caminhada acelerada? Escolha dois ou três exercícios deste capítulo para se revitalizar com rapidez e facilidade. Você logo se sentirá reenergizado — e capaz de continuar o dia com nova disposição!

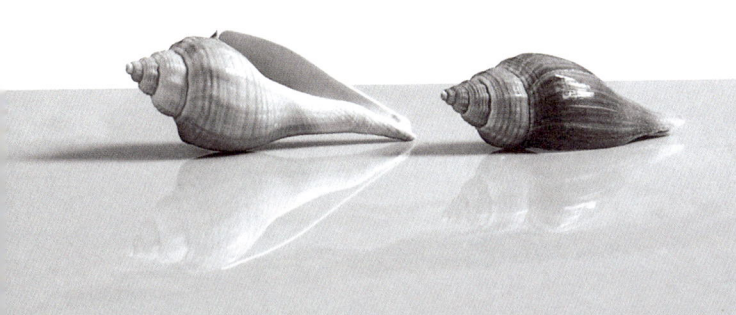

energia total revigorante

concentre a mente e o corpo no aumento da energia

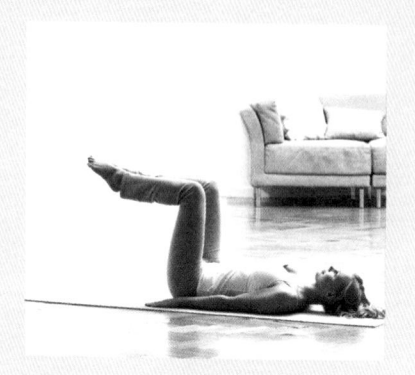

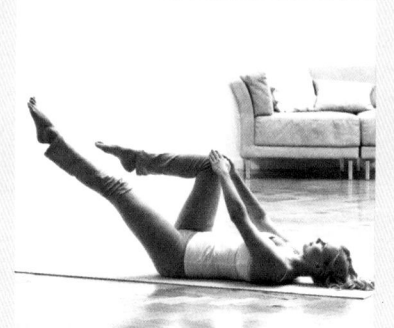

1 Deite-se de costas com os joelhos flexionados. Relaxe os braços nas laterais. Inspire e, ao expirar, dobre o joelho direito sobre o peito, usando os abdominais para manter a pelve imóvel. Imagine o osso da coxa se apoiando no quadril. Erga o joelho esquerdo. Junte os pés e afaste um pouco os joelhos.

2 Inspire e coloque as mãos no joelho direito. Ao expirar, estenda a perna esquerda na diagonal e estique de leve os dedos dos pés em ponta. Com o abdome contraído para evitar que as costas se arqueiem, relaxe pescoço e ombros.

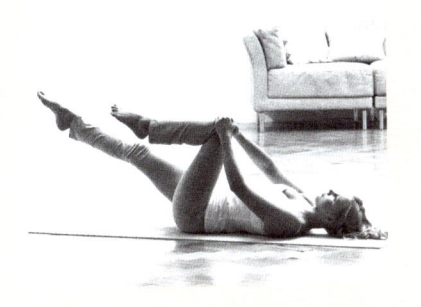

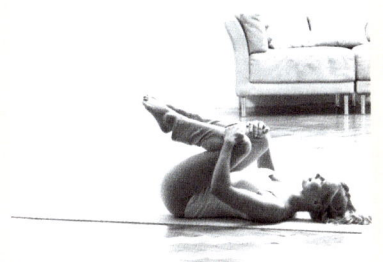

3 Inspire ao flexionar a perna esquerda sobre o peito e expire ao estender a direita. Ao mesmo tempo, mude a posição das mãos, segurando o joelho esquerdo. Mantenha os cotovelos abertos e os músculos peitorais relaxados.

4 Repita os passos 2 e 3 até completar seis exercícios com cada perna. Para terminar, leve os joelhos sobre o peito para relaxar o quadril e a parte inferior das costas. Solte as mãos e aos poucos volte os pés ao chão.

fortalecimento do abdome
rejuvenescedor

aumente a força e a resistência

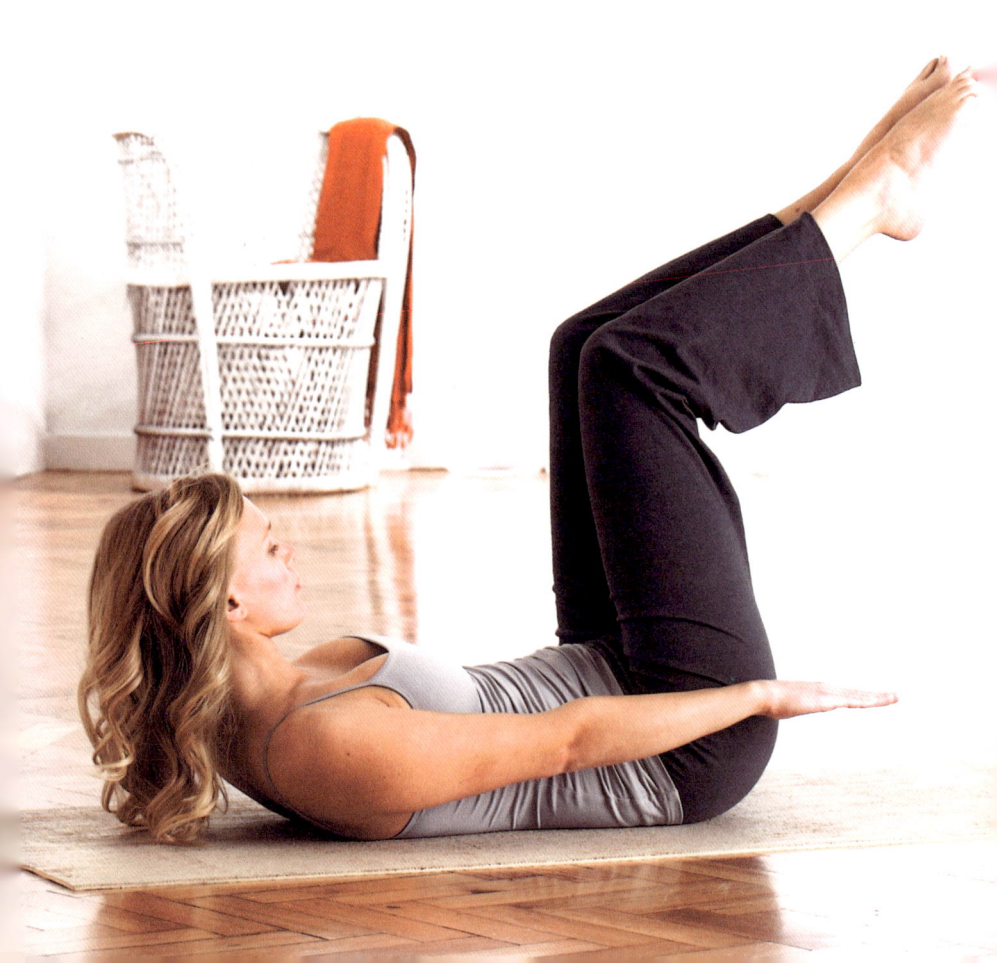

1 Deite-se com os joelhos flexionados, os pés abertos na largura do quadril. Se precisar, apoie a cabeça em uma almofada e estenda os braços ao lado do corpo com as palmas para baixo. Com os pés e os joelhos juntos, dobre o joelho direito e depois o esquerdo sobre o peito. Erga os pés pouco acima dos joelhos.

2 Use os abdominais para apoiar a parte inferior da coluna no chão. Deslize os ombros para baixo e erga os braços na altura do quadril. Se a parte inferior das costas não estiver acomodada, aproxime mais os joelhos do peito, sem erguer o cóccix. Levante a cabeça e encolha o queixo para não forçar o pescoço.

3 (*à esquerda*) Inspire, contando até cinco. Ao expirar, mexa vigorosamente os braços para cima e para baixo, acompanhando a contagem. Ao inspirar, imagine que expande a parte posterior do tórax. Expire, contando até cinco e elevando alternadamente os braços como antes, e concentre-se na contração do abdome.

4 Comece com quatro séries de dez respirações, inspirando cinco vezes e expirando cinco. À medida que se fortalecer, aumente para dez séries de dez respirações. Ao se mover, os braços devem permanecer independentes dos ombros. Se a parte inferior das costas começar a se curvar ou a doer, repouse as pernas sobre uma cadeira.

FORTALECIMENTO DO ABDOME

1 Deite-se no chão com os joelhos e os pés juntos. Abra os braços para os lados na altura dos ombros, com as palmas para cima. Relaxe os ombros e sinta o peso e o relaxamento das costas e dos braços. Inspire.

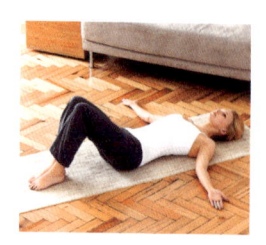

2 (*à direita*) Expire girando levemente os joelhos e o quadril para a direita e virando a cabeça para a esquerda. Use a musculatura do abdome para afastar do chão o lado esquerdo do quadril, o glúteo esquerdo e a parte posterior esquerda das costelas. Com o lado de fora do pé direito no chão, erga o pé esquerdo. Os joelhos devem ficar juntos. Pare se o ombro esquerdo começar a se levantar. Inspire.

3 Expire e use o abdome para trazer os joelhos, o quadril e os pés de volta à posição inicial. Ao mesmo tempo, centralize a cabeça. Mantenha os pés e os joelhos juntos nos passos 2 e 3: imagine que eles constituem uma única "perna".

4 Inspire e expire ao virar para a esquerda, voltando a cabeça para a direita. Mantenha o abdome contraído durante o exercício ao mover as pernas, para as costas não se arquearem. Repita a prática cinco vezes de cada lado.

renovação da coluna
para se soltar

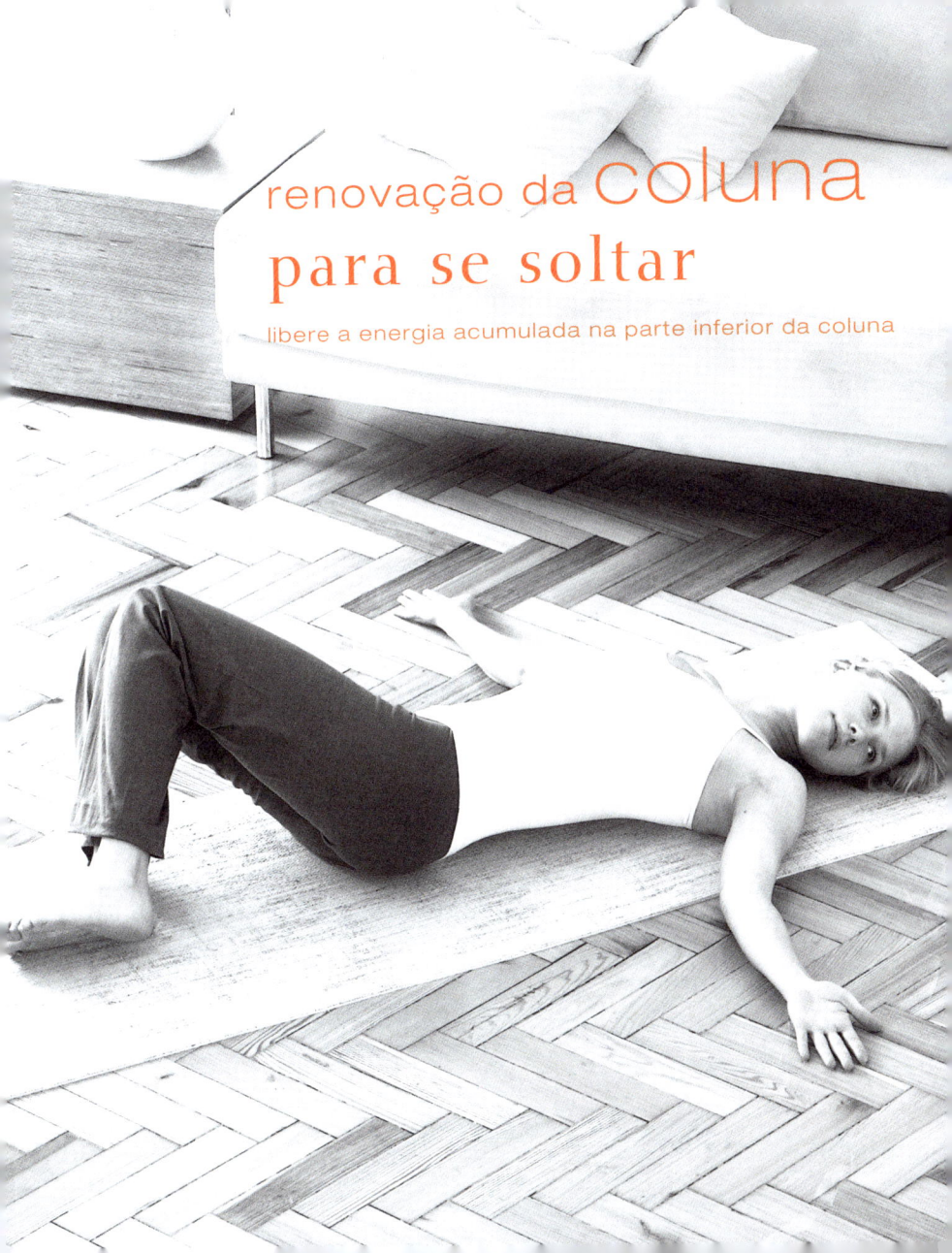

libere a energia acumulada na parte inferior da coluna

vigor para o abdome estimulante

ative sua essência e renove a energia corporal

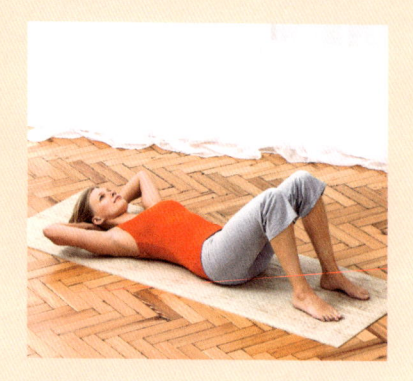

1 Deite-se de costas com os joelhos flexionados e os pés separados na largura do quadril. Entrelace os dedos e apoie a cabeça nas mãos. Pressione os ombros para baixo e erga um pouco os cotovelos, de modo a enxergá-los com a visão periférica. Inspire.

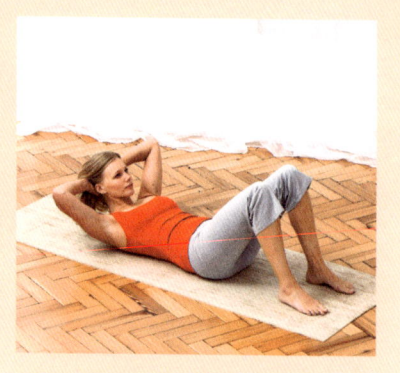

2 Expire e eleve a cabeça e os ombros devagar, trabalhando os músculos abdominais. Abaixe o queixo levemente, como se segurasse uma bolinha. Relaxe os músculos do peito e mantenha a pelve imóvel. Olhe para baixo, entre os joelhos.

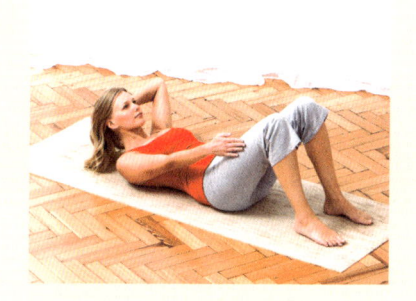

3 Com o cóccix e os músculos abdominais contraídos, inspire e leve a mão direita para a frente na direção do joelho direito. Cuidado para não forçar a frente do quadril — imagine que equilibra uma bola de gude no umbigo. Comece a tração dos músculos abdominais e do períneo.

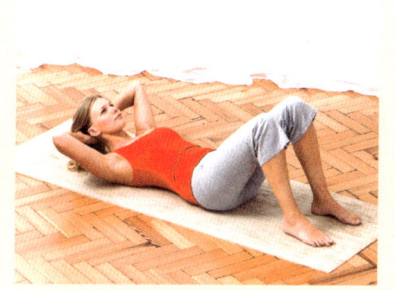

4 Expire, retorne lentamente a mão direita para baixo da cabeça e apoie bem o corpo no chão. Repita o movimento, agora levando a mão esquerda para a frente. Repita os exercícios oito vezes. Realize as flexões devagar e de forma controlada, alternando os braços. No fim, apoie bem a cabeça nas mãos.

VIGOR PARA O ABDOME

1   Deite-se de costas com os joelhos flexionados, mantendo os joelhos e os pés juntos. Entrelace as mãos atrás da cabeça e erga um pouco os cotovelos, até o campo de visão periférica. Inspire e, ao expirar, eleve a perna direita e depois a esquerda em direção ao peito. As coxas formam um ângulo reto com o corpo e os pés ficam juntos, um pouco mais elevados que os joelhos.

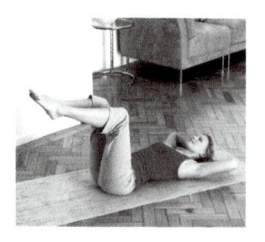

2   (*à direita*) Inspire de novo e expire afastando lentamente a cabeça do chão. Com o queixo levemente contraído, separe a cabeça dos ombros, com a nuca alongada. Ao se erguer, estique as pernas o máximo que puder, com os pés em ponta.

3   Observe se os músculos abdominais continuam contraídos, ajudando a manter a coluna totalmente apoiada. Inspire, ainda trabalhando o abdome, e leve a cabeça de volta ao chão. Ao mesmo tempo, dobre os joelhos sobre o peito.

4   Repita os passos 2, 3 e 4, agora afastando as pernas para um pouco mais longe do corpo. Quando estiver mais fortalecido, você poderá abaixar cada vez mais as pernas. Repita o exercício completo cinco vezes. Quando estiver acostumado, aumente para dez repetições.

AUMENTAR A ENERGIA

estimulação do organismo para animar

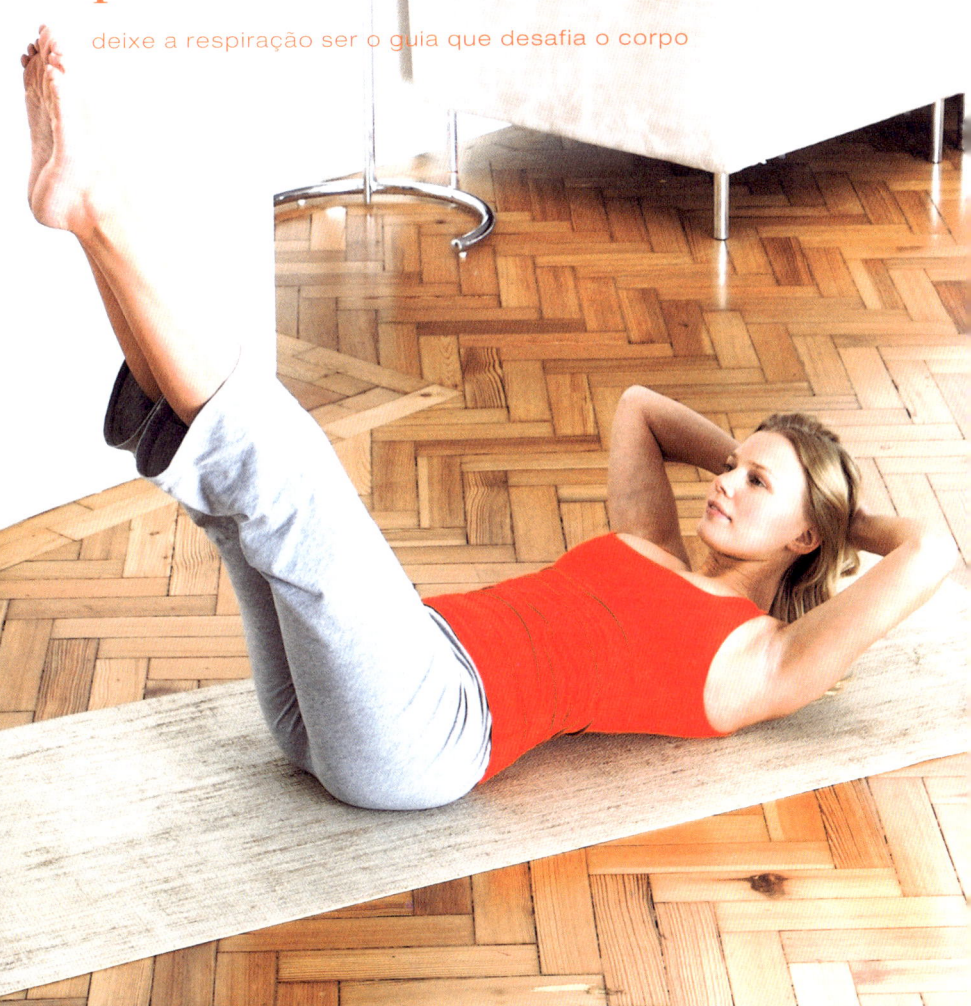

deixe a respiração ser o guia que desafia o corpo

fortalecimento das coxas
estabilizador

energize as pernas trabalhando com a gravidade

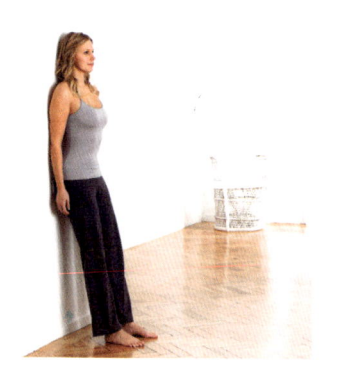

1 Fique em pé com as costas apoiadas na parede e os pés separados na largura do quadril, a uns 15 cm da parede ou na medida dos pés. Apoie-se na parede sem forçar a cabeça para trás.

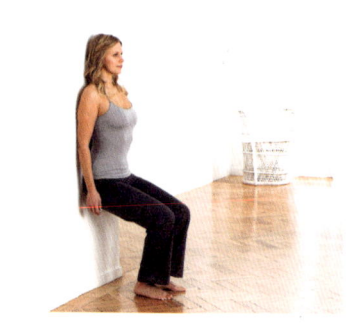

2 Inspire e alongue a coluna o máximo que puder. Ao expirar, flexione os joelhos lentamente até as coxas ficarem quase paralelas ao chão. Mantenha os joelhos alinhados com os dedos centrais dos pés e os calcanhares bem apoiados no chão.

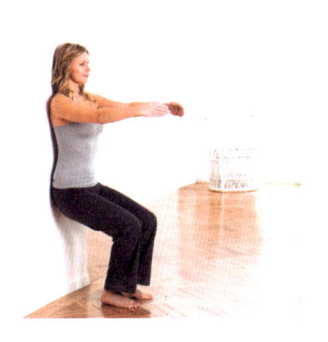

3 Contraia o abdome e inspire ao levantar os braços um pouco abaixo da altura dos ombros, com as palmas voltadas uma para a outra. Relaxe os ombros. Visualize o **cóccix** se alongando na direção do **chão** e a cabeça movendo-se para o **teto**, como se a coluna fosse puxada nas **duas direções**.

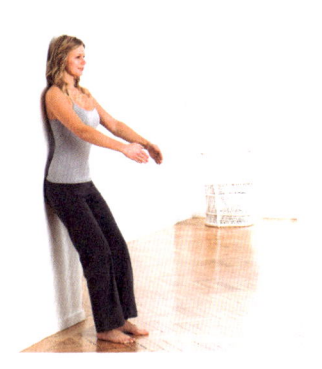

4 Expire e comece a endireitar os joelhos. Aos poucos, deslize na parede novamente, com as costas eretas e o abdome contraído. Ao mesmo tempo, abaixe os braços aos poucos. Repita o exercício oito vezes.

1 Deite-se sobre o lado esquerdo com os joelhos flexionados. A coluna deverá ficar em linha reta: você pode se deitar recostado na parede para verificar o alinhamento. Estique o braço esquerdo sob a orelha e coloque uma toalha dobrada entre a orelha e o ombro. Apoie a mão direita no chão diante do peito. O ombro direito deverá estar alinhado com o esquerdo e o lado direito do quadril, com o esquerdo.

2 Contraia o abdome e levante o lado esquerdo da cintura para evitar que afunde no chão. Inspire e estique a perna direita, elevando-a ao nível do quadril. Flexione o tornozelo.

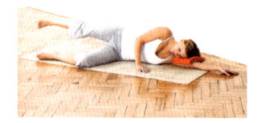

3 (*à direita*) Expire e eleve a perna uns 15 cm acima do quadril, mantendo-a reta para trabalhar o músculo da parte externa da coxa. Cuidado para não levar a perna para trás. Mantenha o abdome firme para estabilizar a pelve e evitar que as costas se curvem.

4 Inspire ao voltar a perna à altura do quadril. Levante e abaixe a perna oito vezes, coordenando o movimento com a respiração. Ao levantá-la, imagine a perna se alongando a partir do calcanhar. Por fim, flexione a perna direita e repouse-a sobre a esquerda. Vire-se para o lado direito e repita a sequência com a perna esquerda.

AUMENTAR A ENERGIA

estímulo da parte externa das coxas energizante

fortaleça e reenergize as pernas

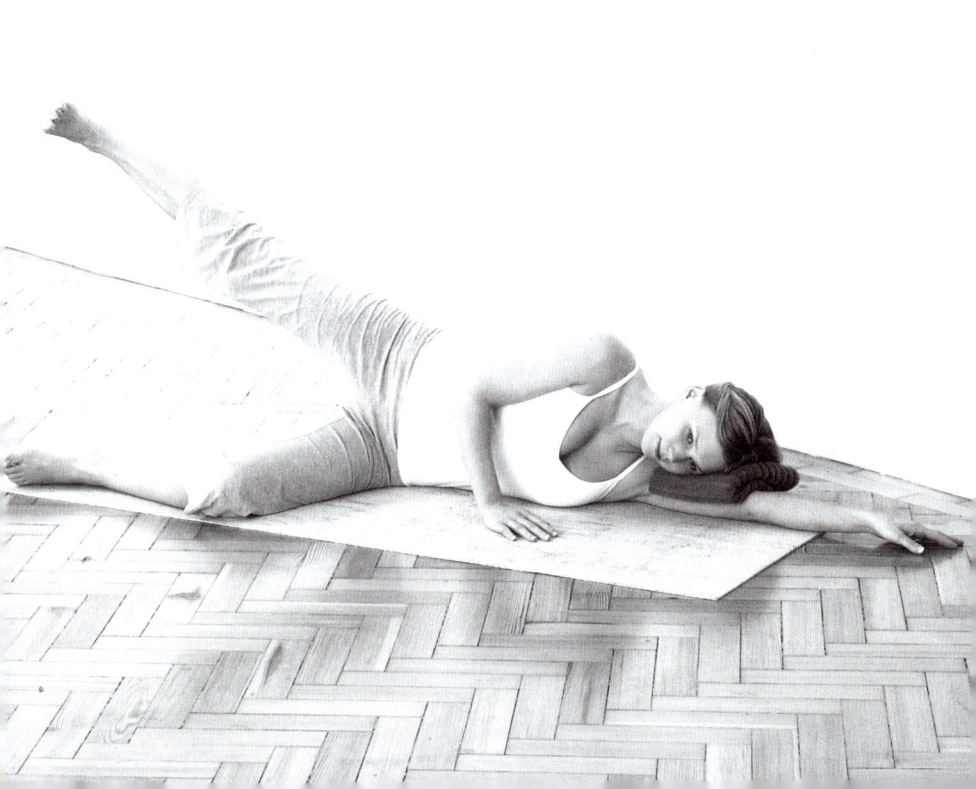

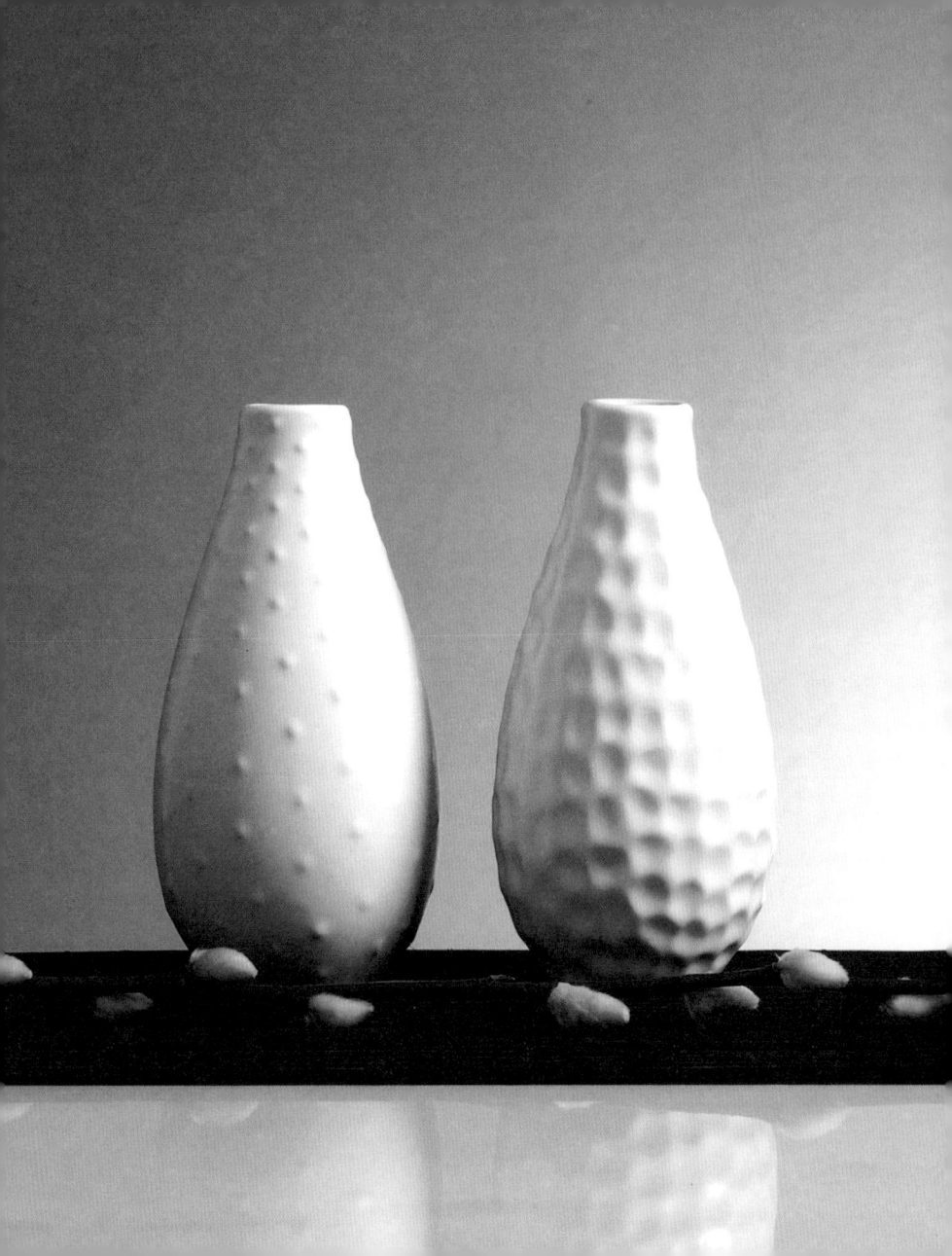

tonificantes e fortalecedores

Para ter músculos firmes, é preciso haver equilíbrio perfeito entre tônus e força. Mas não há necessidade de fazer horas intermináveis de musculação: neste capítulo apresentamos um exercício para tonificar cada parte do corpo, tudo no conforto de sua própria casa!

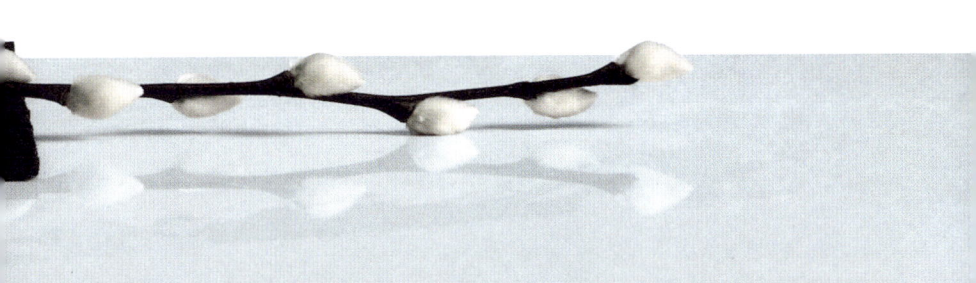

tonificante corporal
para se ancorar

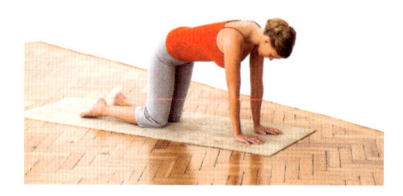

fortaleça seu centro para voltar ao equilíbrio

1 De quatro, com as mãos bem abaixo do ombro e os joelhos na largura do quadril, alinhe a cabeça e a coluna. Inspire e imagine a coluna se alongando do topo da cabeça ao cóccix.

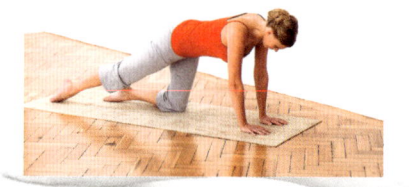

2 Expire usando o abdome. Deslize o pé direito pelo chão, estique a perna e alinhe-a com o quadril. As costas e a pelve permanecem paradas e você deverá olhar para o chão. Mantenha os ombros relaxados.

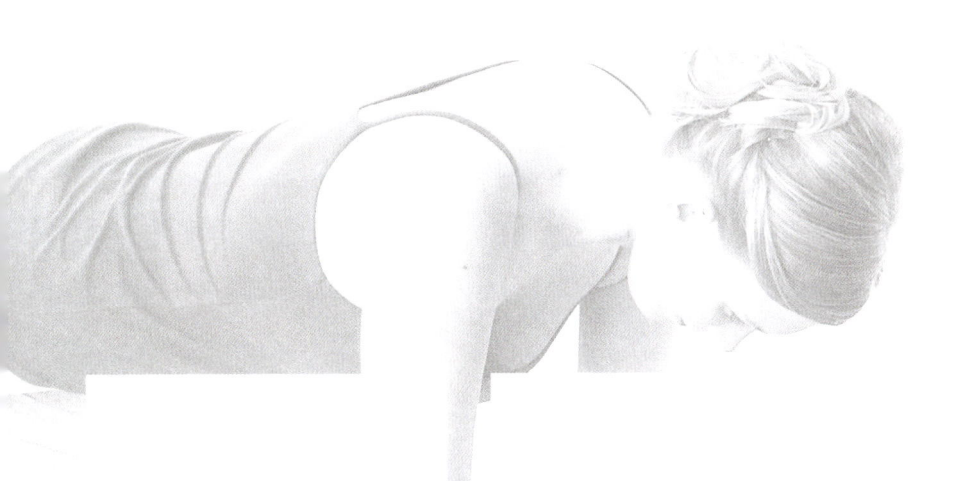

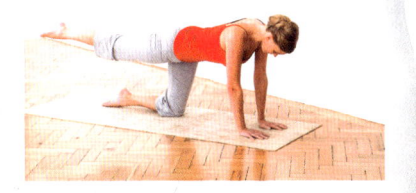

3 Inspire. Com cuidado e mantendo a pelve estável, eleve a perna direta na altura do quadril. Estique suavemente os dedos dos pés: a perna deve ficar alongada. O abdome tem de permanecer firme para ajudar a manter o equilíbrio e evitar que a parte inferior das costas afunde.

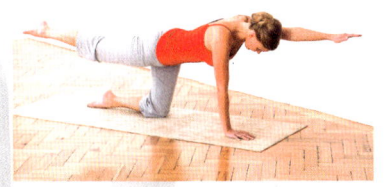

4 Expire e eleve o braço esquerdo na altura do ombro, sem deixar o ombro pender. Sinta o alongamento do braço, mas não force. Contraia o abdome para aliviar o peso sobre o joelho esquerdo e a mão direita. Inspire ao baixar a perna direita e o braço esquerdo juntos. Pratique a sequência quatro vezes de cada lado.

TONIFICANTE CORPORAL

1   Deite-se de bruços. Estique os braços acima da cabeça, um pouco mais afastados do que a largura dos ombros. Alongue as pernas, separando-as um pouco mais que a largura do quadril. Para não comprimir o nariz, apoie a testa em uma almofada pequena. Inspire.

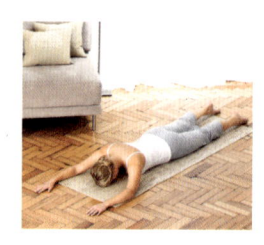

2   (*à direita*) Expire ao levantar o braço esquerdo e a perna direita, até no máximo 10 cm do solo. Imagine uma bola de gude no seu umbigo, e que está tentando se afastar dela; o objetivo é trabalhar os abdominais para estabilizar os ombros e a pelve.

3   Fique na posição e inspire. Em vez de erguer os ombros, imagine que o ar é levado para a parte posterior do tórax. Visualize a coluna se alongando a partir do seu centro de força. Mantenha o quadril e o osso púbico no chão.

4   Expire ao abaixar o braço e a perna com controle, mantendo o alongamento. Repita o exercício com o braço direito e a perna esquerda. Se quiser trabalhar um pouco mais os músculos da parte superior das costas, tente erguer a cabeça uns 5 cm, mantendo os olhos fixos no chão. Repita o exercício quatro vezes de cada lado.

atenção à
postura
regenerador

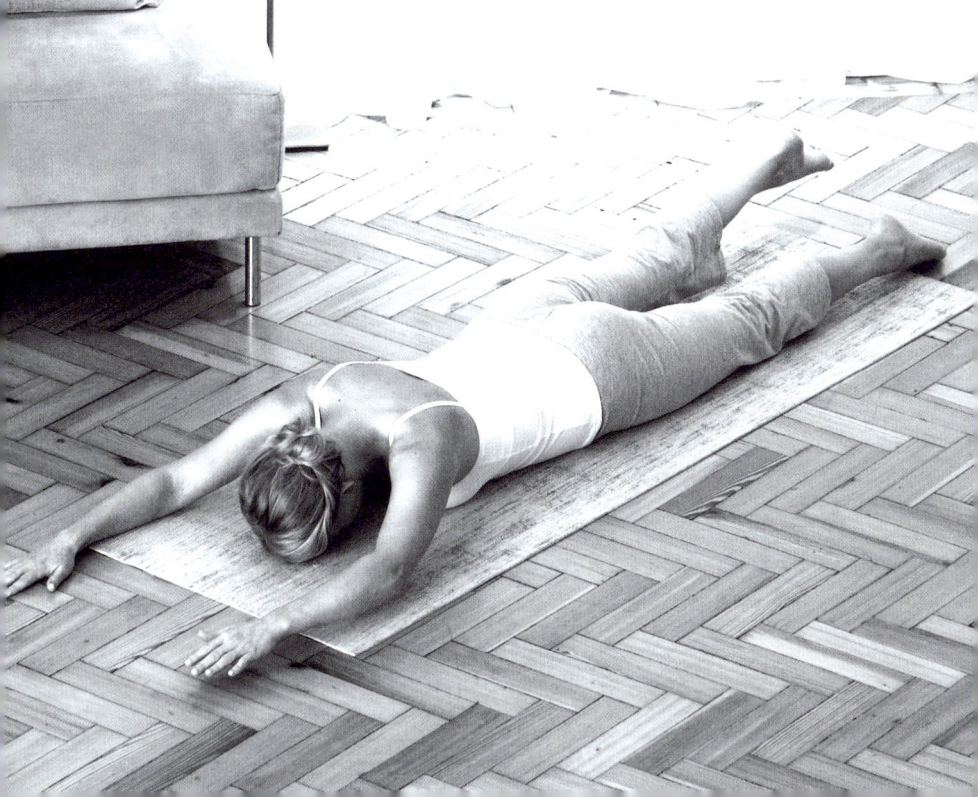

desperte sua essência ao se alongar

afinamento da cintura tonificante

gire e alongue-se para redescobrir suas formas

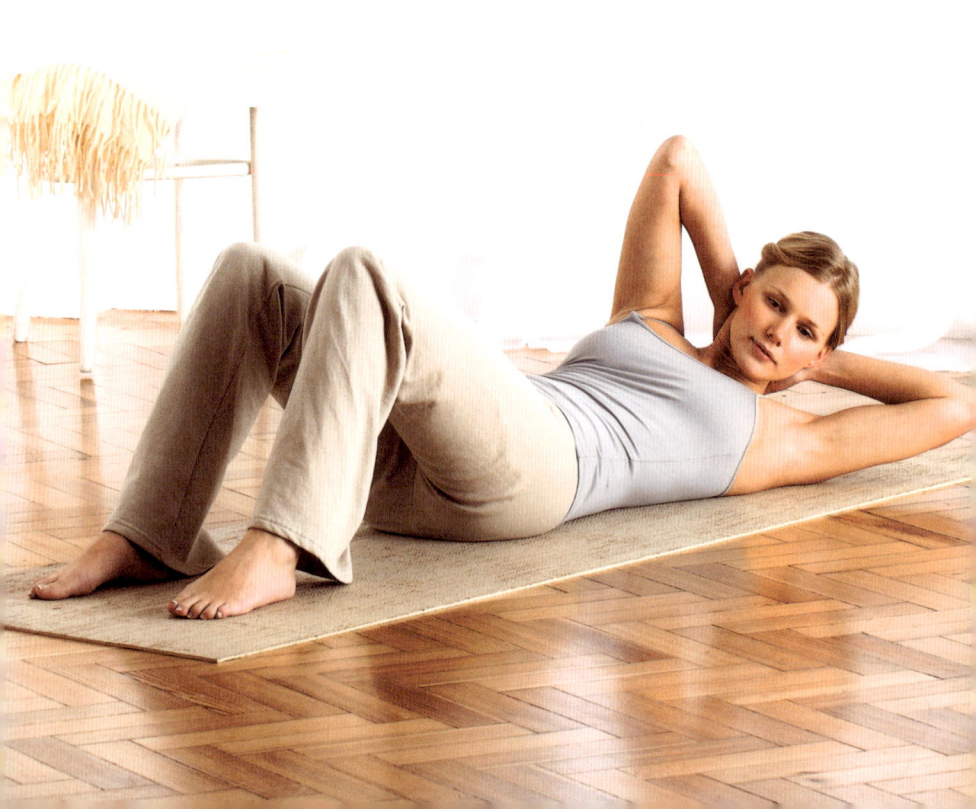

1 Deite-se de costas com os joelhos flexionados, os pés afastados na largura do quadril. Entrelace os dedos e apoie a parte de trás da cabeça nas mãos. Levante os cotovelos ao lado da cabeça, deixando-os na área de visão periférica. Inspire.

2 Expire, contraia os músculos abdominais e do períneo e vire-se. Gire o tronco, levando o ombro direito para o joelho esquerdo. Mantenha o quadril direito relaxado no chão.

3 (*à esquerda*) Inspire e fique na posição por um momento, sentindo as costelas do lado direito repuxando na diagonal em direção ao quadril esquerdo. Observe se as mãos não empurram a cabeça para a frente — elas devem apenas dar apoio. Com o cotovelo direito aberto, mova-se para a frente só a partir do ombro.

4 Expire e leve o corpo e a cabeça de volta ao chão. Relaxe os ombros, com o nível dos cotovelos na direção das orelhas, prontos para se mover para o lado direito. Repita o exercício completo cinco vezes de cada lado.

1 (à direita) Sente-se no chão com os joelhos flexionados e os pés afastados na largura do quadril. Use os abdominais para ajudar a endireitar as costas e sente-se ereto sobre os ossos. Erga os braços à frente, pouco abaixo dos ombros, com as mãos arredondadas. Inspire.

2 Expire e comece a inclinar a pelve para a frente, erguendo o osso púbico em direção ao teto. Tenha cuidado para não afundar o queixo nem erguer os ombros. Mantenha os ombros relaxados para evitar que a parte superior das costas se curve.

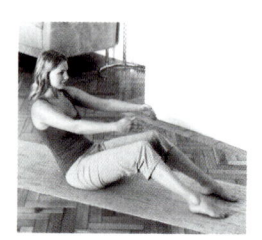

3 Ao expirar, continue a dobrar a região lombar e contraia os abdominais até se sentar de novo sobre o cóccix. Curve-se um pouco mais para trás. Solte os músculos ao redor do quadril, tendo cuidado para não projetar a cabeça para a frente. Inspire.

4 Expire e comece a mover o corpo para a frente, sentando-se de novo sobre os ossos. Contraia o abdome, curvando levemente as costas. Deixe os braços eretos, mas evite trazer o corpo para a frente. Repita o exercício oito vezes.

TONIFICANTES E FORTALECEDORES

melhora do
abdome
reconstrutor

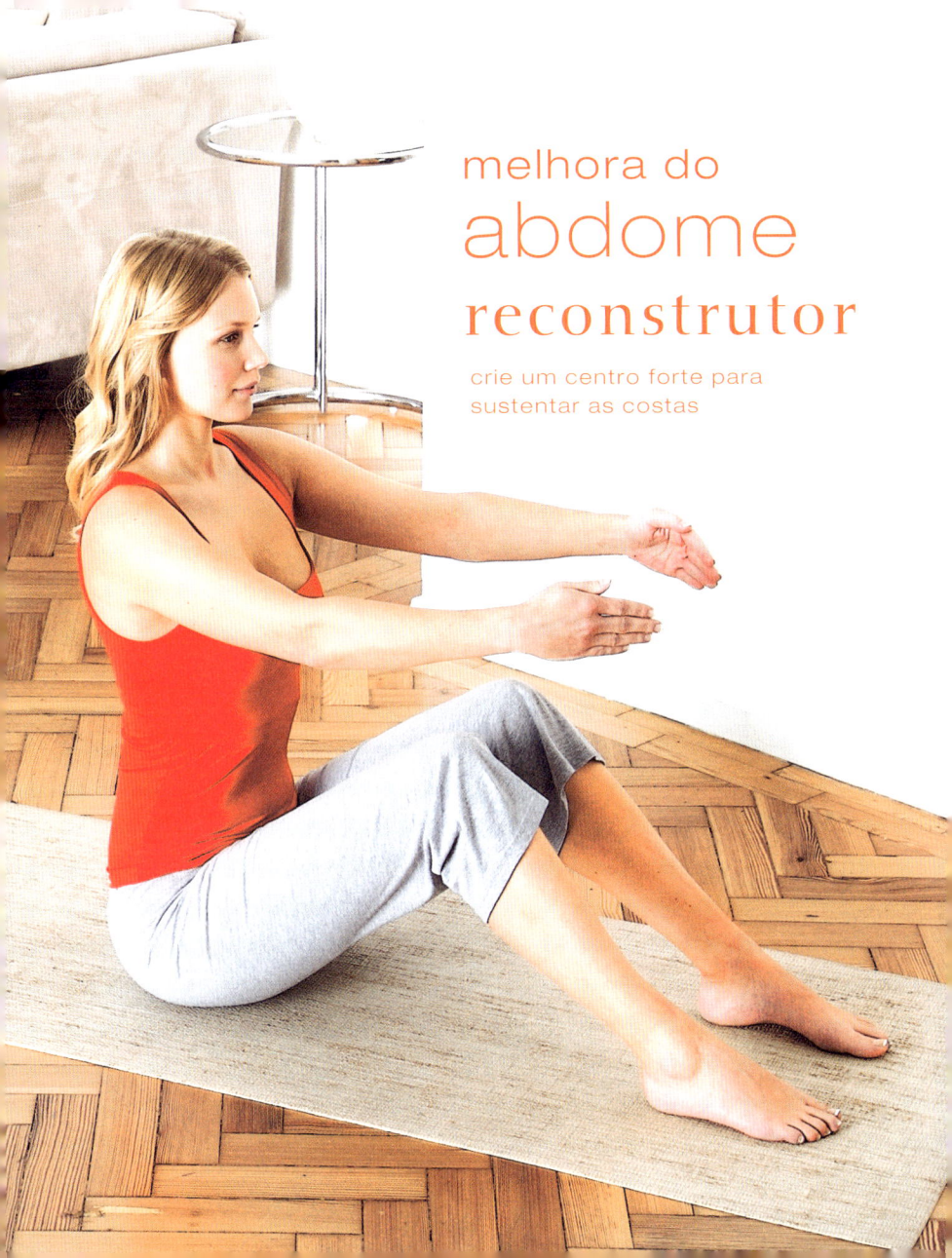

crie um centro forte para
sustentar as costas

enrijecimento do
períneo
para sustentar

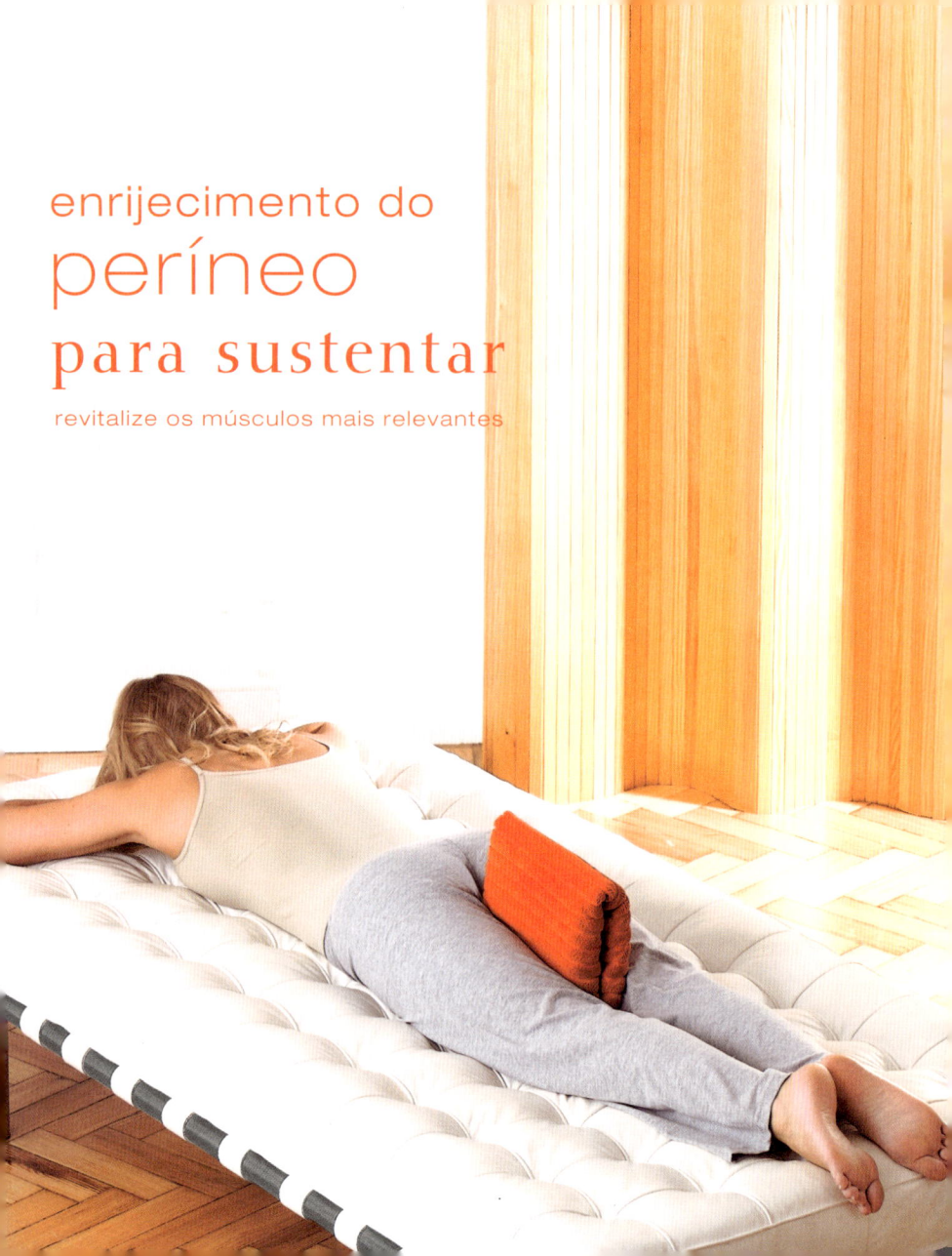

revitalize os músculos mais relevantes

1 Deite-se de bruços com as pernas relaxadas, dedos dos pés juntos e calcanhares separados. Coloque uma toalha dobrada entre as coxas. Com a mão direita sobre a esquerda, apoie a testa nas mãos. Relaxe pescoço e ombros. Inspire profundamente e alongue a coluna.

2 (*ao lado*) Expire e contraia os músculos abdominais e do períneo. Junte os calcanhares e afaste os dedões dos pés, movendo as pernas. As coxas se aproximarão, apertando a toalha de leve. Permaneça na posição, contando até cinco.

3 Visualize um ímã sob os ossos do quadril e o osso púbico, mantendo-os fixos na superfície embaixo de você. Cuidado para os pés não se erguerem, pois isso pode forçar a parte inferior da coluna. A compressão da toalha relaxa as tensões de ombros, pescoço e mandíbula.

4 Inspire e relaxe primeiro a parte interna das coxas e depois as nádegas, seguidas dos abdominais inferiores e dos músculos do períneo. Descanse por algumas respirações e repita todo o exercício quatro vezes.

ENRIJECIMENTO DO PERÍNEO

barriga lisa
para firmar

construa uma barriga de tanquinho

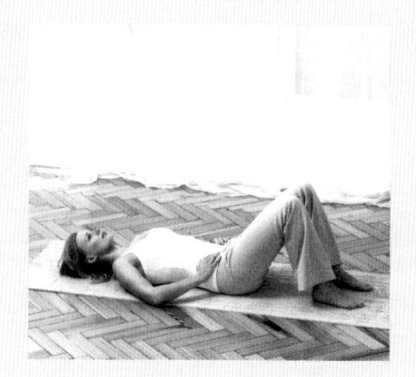

1 Deite-se de costas com os joelhos flexionados e os pés separados na largura do quadril. Coloque as mãos na frente do quadril, com a pelve em posição estável durante o exercício. Relaxe ombros e pescoço. Inspire.

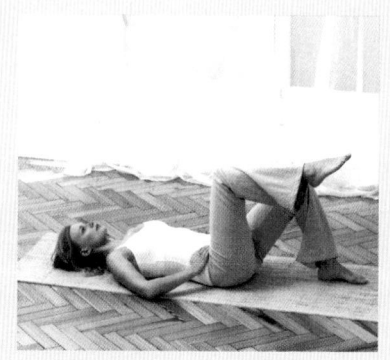

2 Expire, contraindo os músculos abdominais, e erga a perna direita, com o joelho flexionado. Coloque a perna em ângulo reto com o corpo. O joelho deve estar na direção do quadril e o pé alinhado com o joelho. Deixe o pé em ponta. Imagine o osso da coxa afundando na direção do quadril e se fixando nele. Inspire.

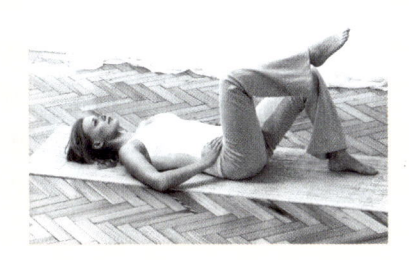

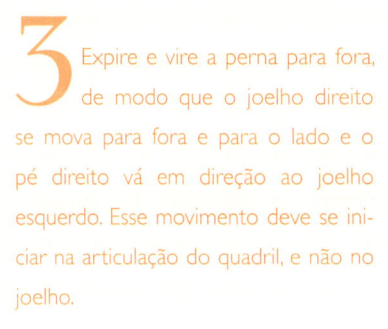

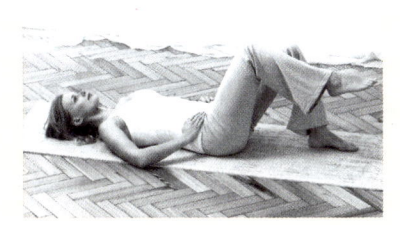

3 Expire e vire a perna para fora, de modo que o joelho direito se mova para fora e para o lado e o pé direito vá em direção ao joelho esquerdo. Esse movimento deve se iniciar na articulação do quadril, e não no joelho.

4 Inspire e volte a perna para a posição central do passo 2. Use as mãos para verificar a estabilidade da pelve. Expire e abaixe a perna com cuidado de volta ao chão, usando os abdominais inferiores para evitar que as costas se arqueiem. Faça o exercício oito vezes com cada perna.

levantamento das nádegas enrijecedor

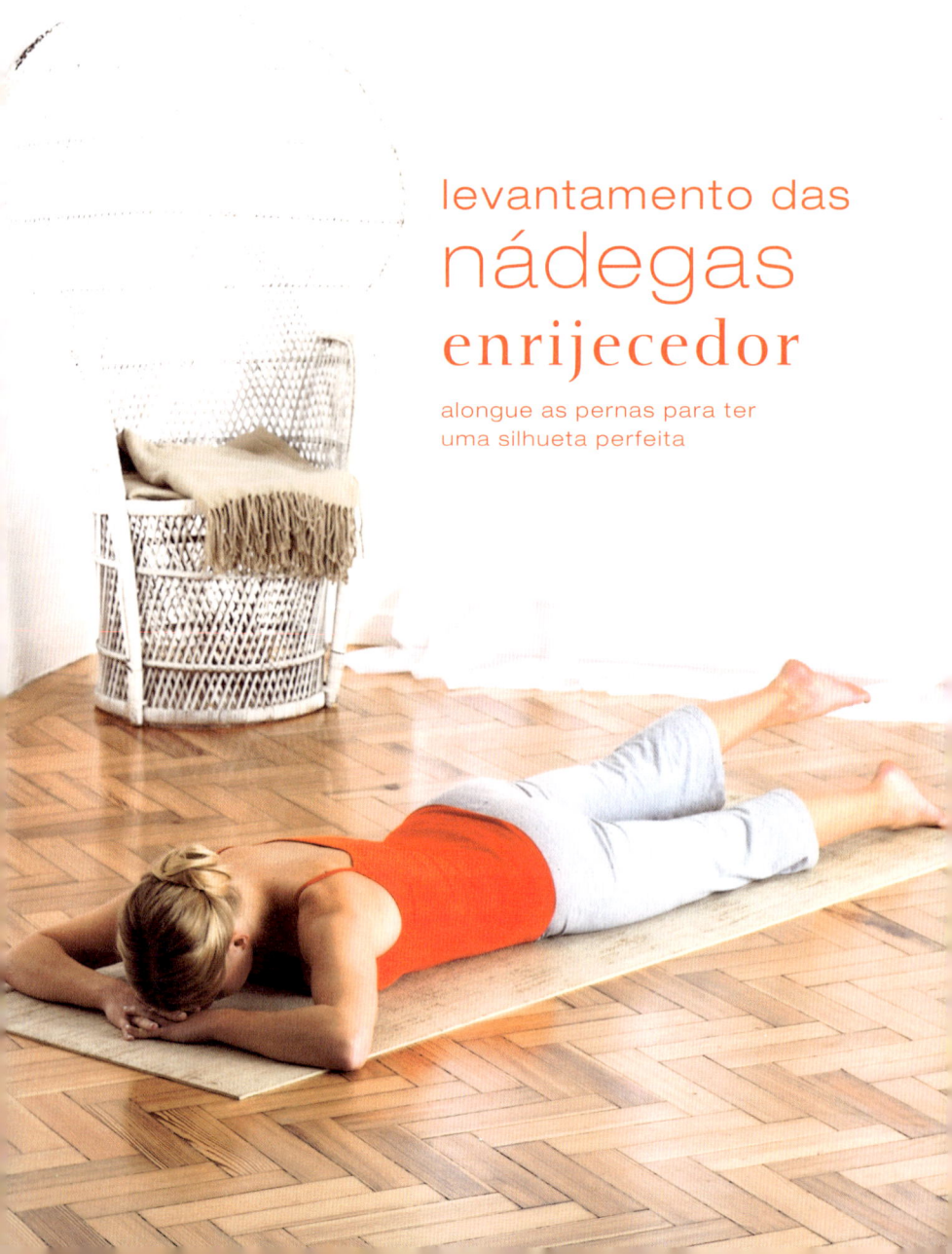

alongue as pernas para ter uma silhueta perfeita

1 Deite-se de bruços com as mãos cruzadas em cima. Apoie a cabeça nas mãos. Afaste as pernas na largura dos ombros e desloque-as um pouco do quadril, levando um calcanhar em direção ao outro. Relaxe os ombros e a parte superior das costas. Contraia o abdome para estabilizar a pelve. Inspire.

2 (*ao lado*) Expire, levantando a perna direita a no máximo 5 cm do chão. Cuidado para não erguer o quadril direito nem tensionar os ombros. Estique a perna, alongando a partir da articulação com o quadril, deixando os pés em ponta. Inspire durante essa posição.

3 Ao expirar, faça movimentos circulares lentos com a perna, cinco vezes no sentido horário e cinco no anti-horário. Inicie cada círculo a partir do osso da coxa, e não no pé. Mantenha o abdome firme e sinta o trabalho no glúteo direito. Se ficar sem ar ao fazer os círculos, inspire novamente.

4 Expire outra vez e, aos poucos, leve a perna até o chão. Depois, repita os passos 2 e 3 com a perna esquerda. O segredo da sequência não está em elevar a perna muito alto, mas em alongá-la a partir da pelve estável; movimentos curtos são mais eficazes. Faça o exercício oito vezes com cada perna.

LEVANTAMENTO DAS NÁDEGAS

1 Deite-se sobre o lado direito do corpo, os joelhos flexionados, as coxas a 45° em relação ao corpo e os pés na direção das nádegas. Estique o braço direito sob a orelha e coloque uma almofada pequena ou toalha dobrada entre o ombro e a orelha. Veja se o quadril e o ombro esquerdo estão alinhados sobre o direito. Ponha a mão esquerda na frente do peito. Inspire.

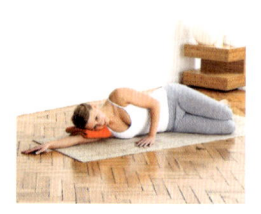

2 (*à direita*) Expire e levante do chão o lado direito da cintura, o suficiente para colocar os dedos embaixo dela. Gire a coxa a partir do quadril esquerdo e, com a pelve imóvel e os pés juntos, separe o joelho direito elevando-o. Para facilitar, contraia o abdome.

3 Inspire, mantendo a posição, depois expire e eleve mais o joelho esquerdo. Se puder, faça isso sem mover o quadril, pois isso aumenta o trabalho na parte externa do quadril e da coxa. Se for difícil, tente colocar a mão esquerda no quadril para mantê-lo estável.

4 Inspire e abaixe o joelho aos poucos, com controle, apoiando-se na mão esquerda para o quadril esquerdo não se deslocar para a frente e você não perder o equilíbrio. Repita o exercício sete vezes, depois vire para o lado esquerdo e faça oito com a perna direita.

tonificação do quadril
suavizante

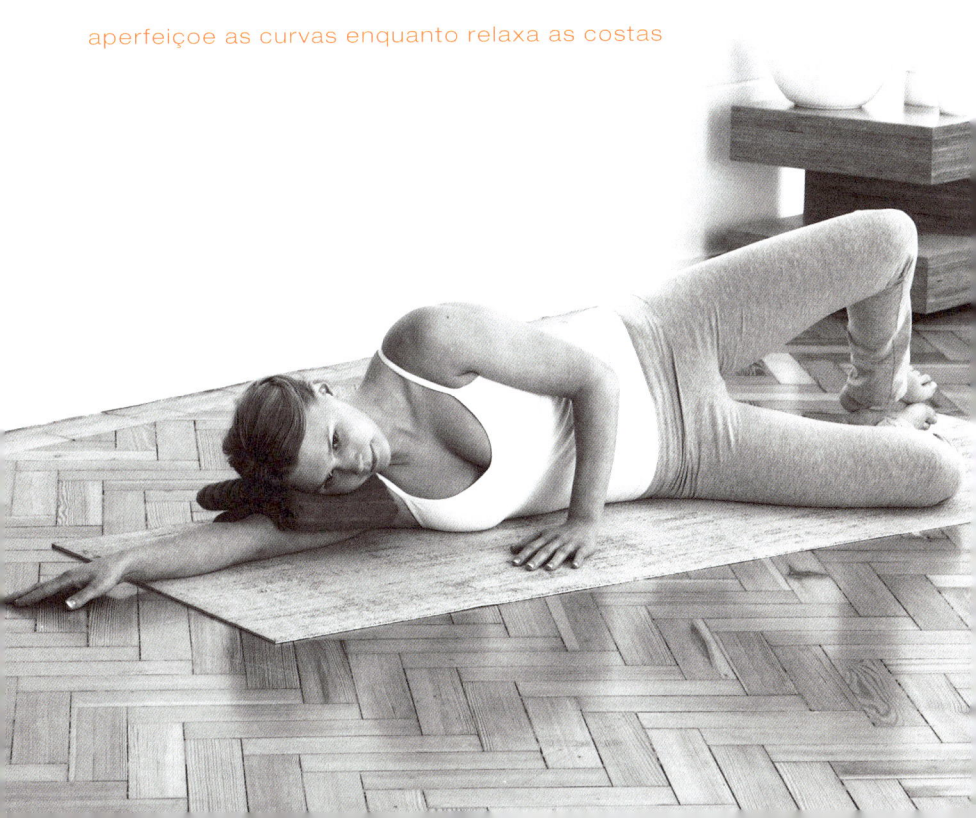

aperfeiçoe as curvas enquanto relaxa as costas

enrijecimento das
coxas
energizante

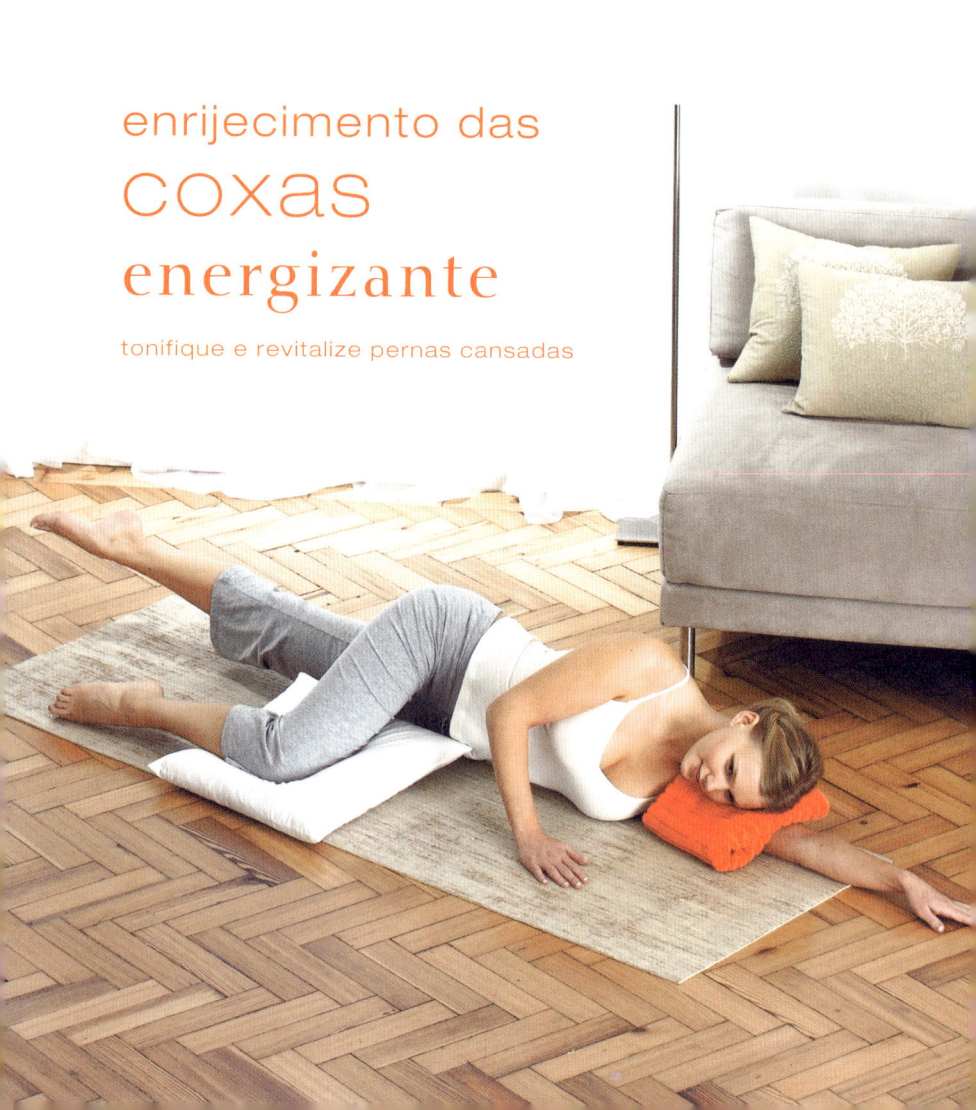

tonifique e revitalize pernas cansadas

1 Deite-se sobre o lado esquerdo do corpo. Flexione o joelho direito em ângulo de 90° e apoie-o numa almofada. Estique o braço esquerdo e coloque uma toalha dobrada entre a orelha esquerda e o ombro. Apoie a palma direita no chão. Alongue a coluna e mova a perna esquerda a partir do quadril. Inspire.

2 (*à esquerda*) Expire e eleve a perna esquerda, virando-a para fora do quadril, e sinta a tensão na parte interna superior da coxa. Alongue a perna e estique os pés em ponta. Contraia o abdome para elevar o lado esquerdo da cintura – vire a perna a partir do quadril, sem dobrar o joelho.

3 Inspire e permaneça na posição. Expire e eleve a perna um pouco mais, depois levante-a e abaixe-a cinco vezes para tonificar os músculos na parte interna da coxa. Mantenha a pelve estável e a parte de cima do corpo livre e relaxada.

4 Inspire e abaixe a perna com cuidado. Repita os passos 2 e 3 sete vezes, depois vire sobre o lado direito e faça o exercício completo oito vezes com a perna direita. Para obter um efeito diferente, tente flexionar o pé em vez de esticá-lo em ponta. Isso tonificará a parte interna da coxa.

ENRIJECIMENTO DAS COXAS

cuidados com o tendão para ter flexibilidade

recupere a elasticidade para ter mais força

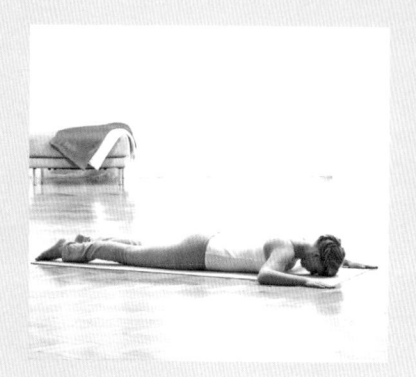

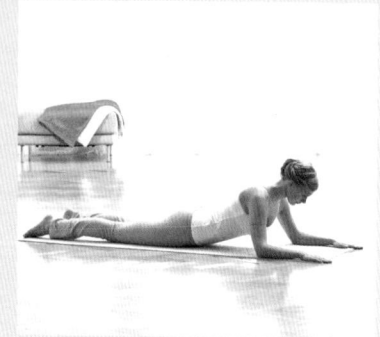

1 Deite-se de bruços com as mãos no chão, alinhadas com os cotovelos e afastadas pouco além da largura dos ombros. Se comprimir o nariz, apoie a testa em uma almofada pequena ou, se for melhor, vire a cabeça para o lado. Estique as pernas e afaste-as na largura do quadril. Contraia o abdome e inspire.

2 Expire e apoie-se levemente nos antebraços para erguer a parte de cima do corpo. Leve os ombros na direção das costas, com o pescoço alongado. Olhe para baixo, entre as mãos, com o peito e o abdome suspensos. Se achar que a posição força as costas, descanse a cabeça na postura inicial.

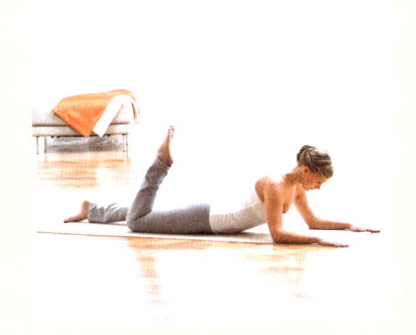

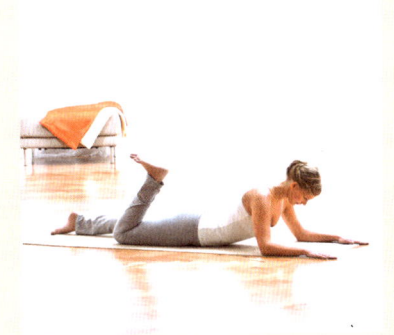

3 Com cuidado, coloque os pés em ponta. Inspire, flexione o joelho e eleve a perna direita para as nádegas, em um movimento rápido. Deixe o quadril em contato com o chão; o movimento deve vir do joelho. Expire e libere a perna levemente até o chão.

4 Inspire, flexione o tornozelo e repita o movimento rápido. Expire, relaxe o pé e estique a perna no chão. Inspire e repita os passos 3 e 4 com a perna esquerda. Alterne as pernas, repetindo o exercício oito vezes com cada uma.

1 Deite-se de bruços com a testa no chão. Se sentir o nariz comprimido, coloque uma toalha dobrada ou uma almofada pequena sob a cabeça. Estique as pernas afastadas na largura do quadril. Coloque as mãos ao lado dos ombros, com os cotovelos próximos ao corpo e os dedos para cima. Deixe o osso púbico e os quadris em contato com o chão. Inspire.

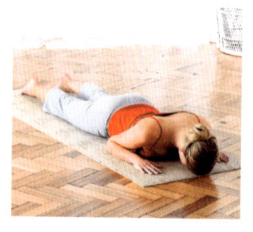

2 (*à direita*) Expire, imagine que rola uma bolinha de gude com o nariz e levante pouco a pouco a testa, o nariz, o queixo e depois os ombros. Usando a barriga e os músculos de trás, eleve o tronco — as mãos servem só para dar apoio. Olhe para baixo para não forçar demais o pescoço. Agora, os braços estão semiestendidos.

3 Inspire e permaneça na posição. Vire levemente a cabeça de um lado para o outro, liberando a tensão do pescoço. Gire os ombros para trás, para abrir o peito. Contraia o abdome: imagine um zíper que prende do osso púbico ao esterno.

4 Expire, flexione os cotovelos e abaixe lentamente o corpo no chão. A altura que você vai alcançar no exercício depende da flexibilidade de sua coluna: comece devagar e contraia sempre os abdominais antes de se levantar. Faça o exercício completo oito vezes.

TONIFICANTES E FORTALECEDORES

cuidados com a coluna
para equilibrar

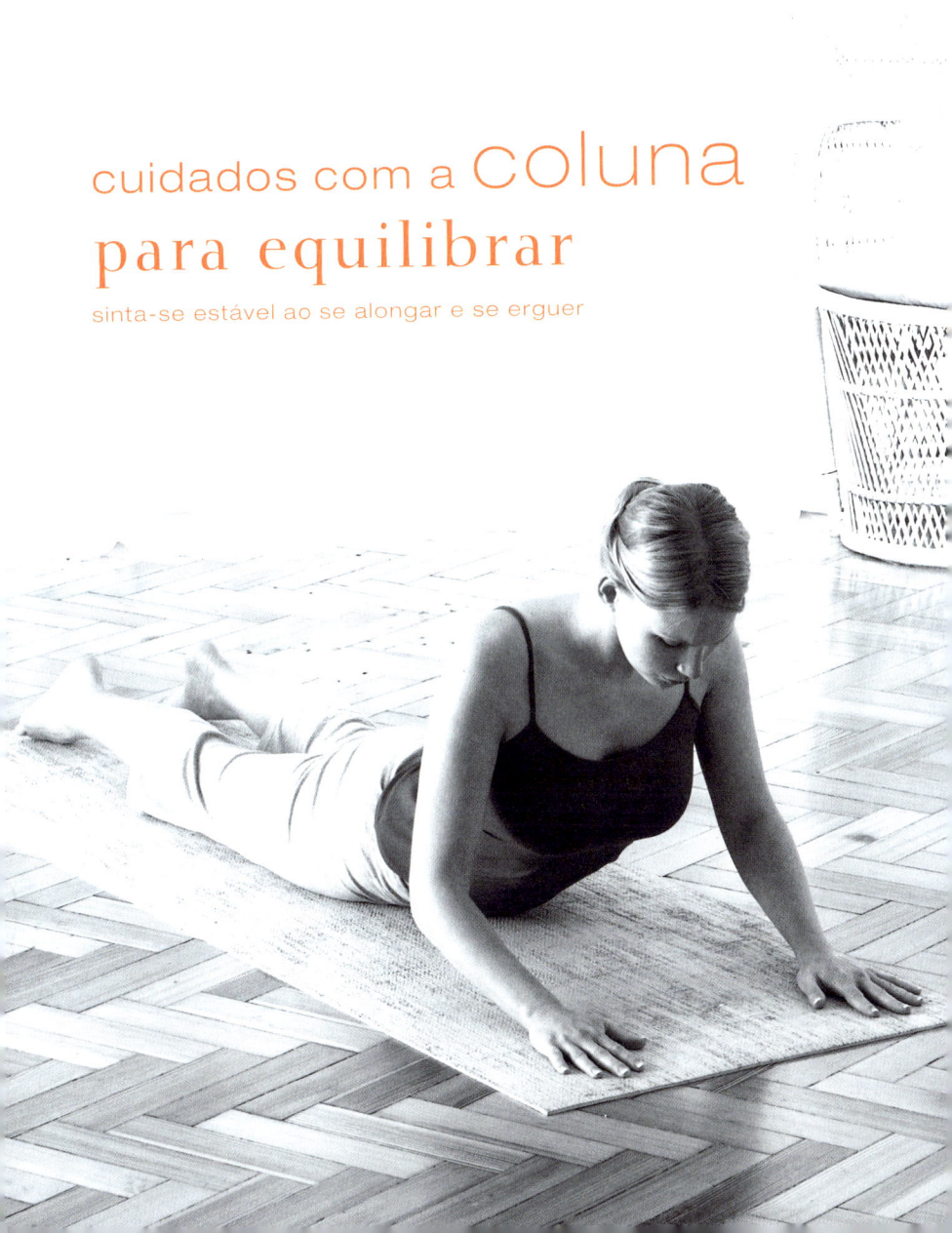

sinta-se estável ao se alongar e se erguer

recuperação das costas
para alongar

estique as costas para melhorar a postura

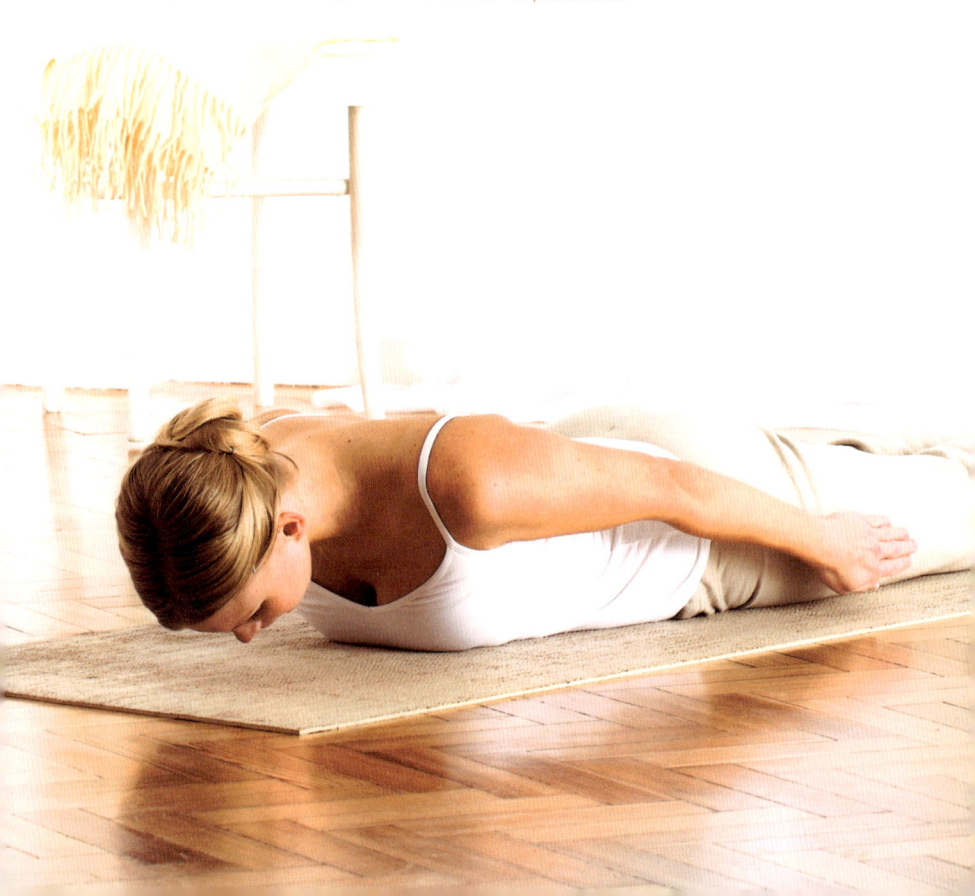

1 Deite-se de bruços. Se o nariz ficar comprimido, apoie a testa em uma almofada pequena ou toalha dobrada, para respirar melhor. Estique os braços nas laterais do corpo, com as palmas das mãos para cima. Deixe as pernas juntas e relaxe as nádegas. Contraia o abdome. Inspire.

2 Expire e abaixe levemente o queixo, afastando a cabeça do chão. Leve os ombros na direção das costas. Ao mesmo tempo, vire as palmas das mãos, deixando-as de frente para as coxas, eleve os braços a não mais que 5 cm do solo e alongue os dedos para baixo na direção dos joelhos.

3 (*à esquerda*) Inspire nessa posição, tire o abdome do chão e mantenha o osso púbico e o do quadril em contato com o solo. Contraia suavemente a parte interna das coxas e as nádegas e imagine que a cabeça se alonga, afastando-se do cóccix. Olhe para o chão, para que a cabeça não se incline para trás.

4 Expire e abaixe a cabeça, relaxando braços e ombros. Solte os músculos das pernas e das nádegas, o pescoço, os ombros e os braços. Descanse por algumas respirações e inspire para repetir. Faça o exercício completo oito vezes.

RECUPERAÇÃO DAS COSTAS

1 Deite-se de bruços. Se o nariz ficar comprimido, apoie a testa sobre uma almofada ou toalha dobrada, para respirar melhor. Os braços ficam estendidos ao lado do corpo, com as palmas para cima. Estique as pernas e afaste-as na largura do quadril. Relaxe os glúteos e veja se os quadris estão nivelados e em contato com o chão. Inspire.

2 Expire e eleve os braços a uns 10 cm do chão, alongando os dedos. Tenha cuidado para não travar os cotovelos nem "pinçar" as omoplatas, com o abdome firme para sustentar a parte inferior das costas. Inspire.

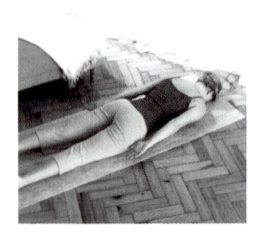

3 (*à direita*) Expirando, impulsione os braços para cima oito vezes. A cada subida, imagine que alonga os braços e os dedos a partir dos ombros. Mantenha os ombros estáveis e relaxe bem a cabeça, sem tensionar o pescoço.

4 Inspire e abaixe os braços, sem deixar os ombros caírem para a frente. Faça o movimento oito vezes. As únicas partes do corpo em movimento devem ser os braços. Se quiser, use um peso leve para aumentar a eficácia do exercício.

TONIFICANTES E FORTALECEDORES

restauração da parte superior do braço

regenerador

ative os músculos preguiçosos e recupere a definição

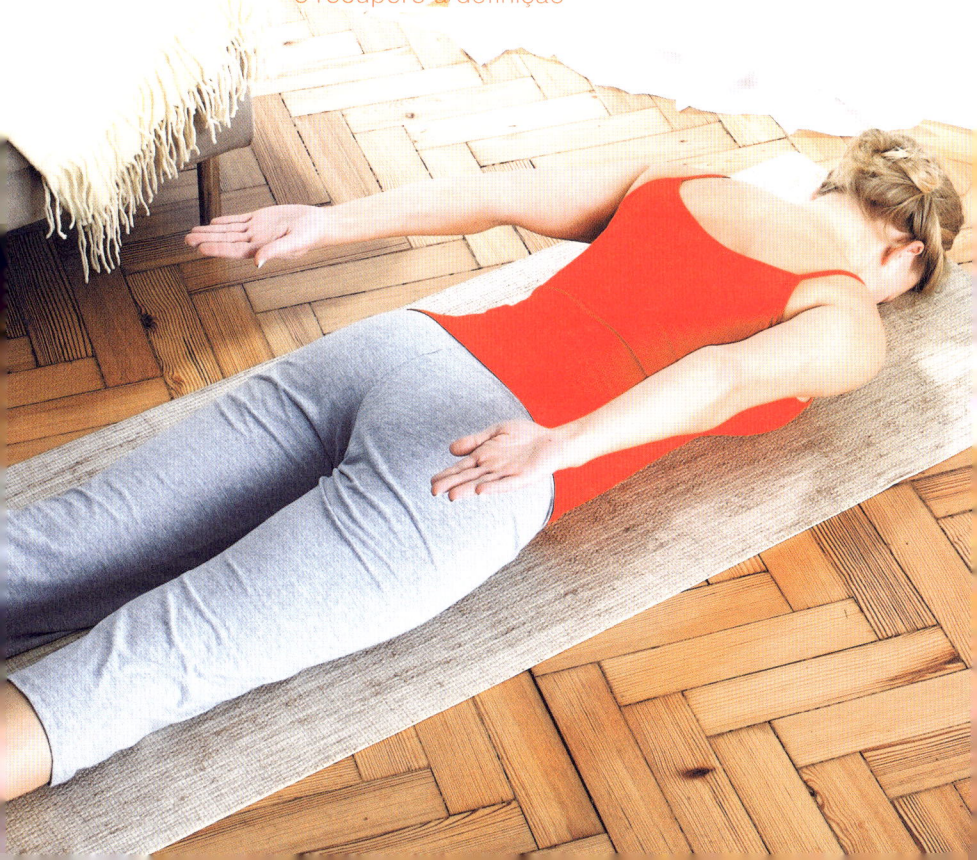

sequências diárias

Se tiver um pouco mais de tempo para a prática de pilates, utilize este quadro para selecionar os melhores exercícios para você – calmantes ou estimulantes, tonificantes ou fortalecedores. Pratique as sequências em qualquer local.

para relaxar em meia hora	para acalmar em meia hora	para fortalecer em meia hora
66 relaxamento corporal	42 no quarto	106 enrijecimento do períneo
68 alívio para o pescoço	48 no banheiro	98 tonificante corporal
44 no sofá	60 no carro	88 vigor para o abdome
36 antes de uma reunião	76 alinhamento do corpo	110 levantamento das nádegas
24 alongamento do almoço	72 desobstrução dos braços	62 em um quarto de hotel
30 desacelerar para dormir	78 calma total	92 fortalecimento das coxas

para desestressar em uma hora

- 26 energização da tarde
- 22 ativador matinal
- 48 no banheiro
- 58 em um avião
- 30 desacelerar para dormir
- 56 no escritório
- 44 no sofá
- 74 alívio para as costas
- 42 no quarto
- 70 liberação dos ombros
- 68 alívio para o pescoço
- 66 relaxamento corporal

para tonificar em uma hora

- 32 pausa preguiçosa
- 34 antes de sair à noite
- 50 ao ar livre
- 88 vigor para o abdome
- 94 estímulo da parte externa das coxas
- 38 numa conferência
- 46 na sala de jantar
- 90 estimulação do organismo
- 122 restauração da parte superior do braço
- 110 levantamento das nádegas
- 118 cuidados com a coluna
- 112 tonificação do quadril

para energizar em uma hora

- 88 vigor para o abdome
- 86 renovação da coluna
- 82 energia total
- 90 estimulação do organismo
- 84 fortalecimento do abdome
- 104 melhora do abdome
- 100 atenção à postura
- 106 enrijecimento do períneo
- 92 fortalecimento das coxas
- 102 afinamento da cintura
- 94 estímulo da parte externa das coxas
- 114 enrijecimento das coxas

índice

abdome
  barriga lisa 108-9
  fortalecimento do 84-5
  melhora do 104-5
  vigor para o 88-9
alinhamento 13
alinhamento do corpo 76-7
alívio 30-1, 62-3
alongamento 120-1
alongamento da perna 28-9
alongamento do almoço 24-5
ar livre, exercício ao, 50-3
ativação 22-3
aumentar a energia 26-7, 81, 125
  energia total 82-3
  estimulação do organismo 90-1
  estímulo da parte externa das coxas 94-5
  fortalecimento das coxas 92-3
  fortalecimento do abdome 84-5
  renovação da coluna 86-7
  vigor para o abdome 88-9
avião, exercício no 58-9

banheiro, exercício no 48-9
braços
  desobstrução dos 72-3
  restauração da parte superior do braço 122-3

calma total 78-9
carro, exercício no 60-1
centralização 14, 66-7
cintura
  afinamento da 102-3
coluna
  cuidados com a 118-9
  renovação da 86-7
concentração 13, 36-7
conferência, exercício numa 38-9
contraindicações 16
coordenação 14
costas
  alívio para as 74-5
  cuidados com a coluna 118-9
  dor 10-11
  efeito da estabilidade central 8
  liberação 22-3
  recuperação das 120-1
  renovação da coluna 86-7
cuidados com o tendão 116-7

desacelerar na hora de dormir 30-1
descanso 78-9
despertar matinal 22-3

eliminar o estresse
  alinhamento do corpo 76-7

alívio para as costas 74-5
alívio para o pescoço 68-9
calma total 78-9
desobstrução dos braços 72-3
liberação dos ombros 70-1
relaxamento corporal 66-7
energia 14-5, 46-7
energia/estimulação do organismo 90-1
energia total 82-3
energização 34-5
energização da tarde 26-7
enrijecimento do períneo 106-7
equilíbrio 38-9, 74-5, 118-9
escritório, exercício no 56-7
estabilização 92-3
estimulação 88-9
estímulo da parte externa das coxas 94-5
estresse
  combate ao 65
  fim do estresse em meia hora 124
  liberação do 24-5
exercícios em uma hora 125

flexibilidade 10, 116-7
fortalecimento 32-3
  em meia hora 124

inspiração 16

levantamento 110-1
  das nádegas 110-1
liberação 24-5, 72-3,
  86-7

melhora 94-95, 122-3
  na circulação 58-9
mobilidade 10
mobilização 56-7
movimentos fluidos 14,
  32-3
músculos abdominais
  centro 8
  fortalecimento dos 11
  fraqueza nos 11
  tonificação dos 60-1

oito princípios do pilates, os
  alinhamento 13
  ânimo 14-15
  centralização 14
  concentração 13
  coordenação 14
  movimentos fluidos 14
  relaxamento 13
  respiração 14
ombros
  dor nos 10
  liberação dos 70-1

para ancorar 98-9
pausa preguiçosa 32-3
pescoço
  alívio para o 68-9
  dor no 10
pilates
  benefícios do 10
  contraindicações 16
  eficácia do 7-8
  os oito princípios do 13-15
  significado do 6-7
  versatilidade do 19
Pilates, Joseph 6-7
postura 10
  regeneração 100-1
  resistência dos músculos 14
praia, exercício na 54-5
praticantes de pilates 7-8

quarto de hotel, exercício em
  um 62-3

reconstrução 104-5, 118-9
recuperação 44-5, 82-3
reenergização 114-5
regeneração 100-1
rejuvenescimento 84-5
relaxamento 13, 42-3, 76-7
  corporal 66-7
  da noite 28-9
respiração

como princípio do pilates 14
correta 15-16
expiração 16
inspiração 16
lateral 15-6
torácica 14-5
restauração da parte superior
  do braço 122-3
reunião, exercício antes de
  uma 36-7
revigoramento 26-7

sala de jantar, exercício na 46-7
sequências diárias 124-5

tendão, cuidados com o 116-7
tonificação do quadril 112-3
tonificante corporal 98-9

vibração 50-3

agradecimentos

agradecimentos da autora

Agradeço a Ann Baggaley, Grace Cheetham, Jantje Doughty, Zoë Fargher, Kate Mahoney, Manisha Patel e Jules Selmes.

agradecimentos da editora

A Duncan Baird Publishers agradece à modelo Kate Mahoney, à cabeleireira e maquiadora Tinks Reding e ao assistente de fotografia Adam Giles.